中医执业助理医师资格考试实践技能押题秘卷

阿虎医考研究组　编

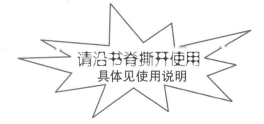

请沿书脊撕开使用
具体见使用说明

中国中医药出版社
·北　京·

图书在版编目（CIP）数据

中医执业助理医师资格考试实践技能押题秘卷/阿虎医考研究组编. —北京：中国中医药出版社，2018.12
（执业医师资格考试通关系列）
ISBN 978-7-5132-5259-1

Ⅰ.①中… Ⅱ.①阿… Ⅲ.①中医师－资格考试－习题集 Ⅳ.①R2-44
中国版本图书馆 CIP 数据核字（2018）第 236937 号

中国中医药出版社出版

北京市朝阳区北三环东路 28 号易亨大厦 16 层
邮政编码　100013
传真　010-64405750
河北省武强县画业有限责任公司印刷
各地新华书店经销

开本 787×1092　1/32　印张 9.25　字数 194 千字
2018 年 12 月第 1 版　2018 年 12 月第 1 次印刷
书号　ISBN 978-7-5132-5259-1
定价　48.00 元
网址　www.cptcm.com

答 疑 热 线　010-86464504
购 书 热 线　010-89535836
维 权 打 假　010-64405753

微信服务号　zgzyycbs
微商城网址　https://kdt.im/LIdUGr
官 方 微 博　http://e.weibo.com/cptcm
天猫旗舰店网址　https://zgzyycbs.tmall.com

如有印装质量问题请与本社出版部联系（010-64405510）
版权专有　侵权必究

使用说明

中医执业助理医师资格考试实践技能考试现场为题卡随机抽题，本书为真实再现考试实景，设计为题卡形式，考生复习时，可根据考试的抽题方式自行随机抽取三站试题，组成一份完整试卷。每张题卡正面为考题，背面为参考答案和评分标准，考生可据此判分，对自我水平进行实测备战。抽题方式如下：

◆**第一站** 考试内容为病案（例）分析，考试方法为纸笔作答，在 60 分钟内完成 2 题，其中 1 题从中医内科学中选择，在本书中为病案（例）摘要 1~18 题；另 1 题从中医外科学、中医妇科学或中医儿科学中选择，在本书中为病案（例）摘要 19~36 题。

◆**第二站** 考试内容为基本操作，考试方法为实际操作，在 15 分钟内完成 4 题。其中第一部分为中医技术操作，有三种类型的试题，考试时从三种试题中抽选两种，考 2 题；第二部分为体格检查，考 1 题；第三部分为西医基本操作，考 1 题。

◆**第三站** 考试内容为临床答辩，考试方法为现场口述，在 15 分钟内完成 4 题。其中第一部分为中医问诊答辩，考1题；第二部分为中医答辩，有出现四种类型的试题，考试时从四种试题中抽选一种，考1题；第三部分为双重诊断答辩，考1题；第四部分为西医答辩或临床判读（有三种类型），实际本部分有四种类型的试题，考试时从四种试题中抽选1种，考1题。

  本书所收考题皆为从近几年真卷中归纳出的高频考点，考生记熟即可掌握大部分重要考点，事半功倍，顺利通过考试！

目　　录

第一站　病案（例）分析 ……………………………………………………………（1）

第二站　基本操作 ……………………………………………………………………（75）
　第一部分　中医技术操作 ……………………………………………………………（75）
　　一、针灸常用腧穴定位 ……………………………………………………………（75）
　　二、针灸临床技术操作 ……………………………………………………………（95）
　　三、中医望、闻、切诊技术的操作 ………………………………………………（115）
　第二部分　体格检查 …………………………………………………………………（129）
　第三部分　西医基本操作 ……………………………………………………………（145）

第三站　临床答辩 …… (161)

第一部分　中医问诊答辩 …… (161)
第二部分　中医答辩 …… (181)
　　一、疾病的辨证施治 …… (181)
　　二、针灸常用腧穴主治病证 …… (181)
　　三、针灸异常情况处理 …… (195)
　　四、常见急症的针灸治疗 …… (205)
第三部分　双重诊断答辩 …… (217)
第四部分　西医答辩或临床判读 …… (243)
　　一、西医答辩 …… (243)
　　二、临床判读 …… (259)

第一站 病案(例)分析

本站所占分值是技能考试中最高的,共 2 道试题,每题 20 分,共 40 分。考试涉及的知识点主要是中医内科学、中医外科学、中医妇科学及中医儿科学的内容。要求考生在 60 分钟内完成,包含中医内科学 1 题,中医外科学或中医妇科学或中医儿科学 1 题。

病案(例)摘要1：

方某，男，43岁，已婚，工人。2015年9月29日初诊。

患者2天前出差，次日出现干咳，连声作呛，喉痒，咽喉干痛，唇鼻干燥，痰少而黏，不易咳出，口干，伴恶风，发热，舌质红干而少津，苔薄白，脉浮数。

答题要求：根据上述摘要，在答题卡上完成书面分析。

【参考答案】

中医疾病诊断（2.5分）：咳嗽。

中医证型诊断（3分）：风燥伤肺证。

中医辨病辨证依据（6分）：以干咳、连声作呛、喉痒咽痛2天为主症，辨病为咳嗽。现症见喉痒，咽喉干痛，唇鼻干燥，痰少而黏、不易咳出，口干，伴恶风，发热，舌质红而少津，苔薄白，脉浮数，辨证为风燥伤肺证。风燥伤肺，肺失清润。

治法（3分）：疏风清肺，润燥止咳。

方剂名称（1.5分）：桑杏汤加减。

药物组成、剂量及煎服方法（4分）：桑叶3g，杏仁4.5g，沙参6g，象贝3g，香豉3g，栀皮3g，梨皮3g，天花粉10g，芦根15g。3剂，水煎服。日1剂，早晚分服。

病案(例)摘要2：

刘某，女，7岁。2015年10月9日初诊。

患儿平素体弱易感冒，3天前家人带其外出游玩，回来后即出现发热咳嗽，咳痰稀薄色白，予小柴胡冲剂及退热药后热退复起，遂来就诊。现症：发热无汗，时流清涕，咽痒，呛咳不爽，口不渴，咽不红，舌苔薄白，脉浮紧。

答题要求：根据上述摘要，在答题卡上完成书面分析。

【参考答案】

中医疾病诊断（2.5分）：感冒。

中医证型诊断（3分）：风寒感冒。

中医辨病辨证依据（6分）：以发热咳嗽、咳痰、流涕3天为主症，辨病为感冒。现症见发热无汗，时流清涕，咽痒，呛咳不爽，口不渴，咽不红，舌苔薄白，脉浮紧，辨证为风寒感冒。风寒外束，卫阳被郁，腠理闭塞，肺气不宣。

治法（3分）：辛温解表。

方剂名称（1.5分）：荆防达表汤或荆防败毒散加减。

药物组成、剂量及煎服方法（4分）：荆芥3g，防风3g，紫苏叶3g，淡豆豉3g，葱白3g，生姜3g，杏仁3g，前胡3g，桔梗3g，橘红3g，甘草3g；羌活4.5g，独活4.5g，柴胡4.5g，前胡4.5g，枳壳4.5g，茯苓4.5g，荆芥4.5g，防风4.5g，桔梗4.5g，川芎4.5g，甘草1.5g。3剂，水煎服。日1剂，早晚分服。

病案(例)摘要3：

肖某，女，48岁，已婚，农民。2016年4月15日初诊。

患者3天前饮酒后出现头重昏蒙，伴视物旋转，胸闷恶心。现症：眩晕，呕吐痰涎，食少多寐。舌苔白腻，脉濡滑。

答题要求：根据上述摘要，在答题卡上完成书面分析。

【参考答案】

中医疾病诊断（2.5分）：眩晕。

中医证型诊断（3分）：痰湿中阻证。

中医辨病辨证依据（6分）：以头重昏蒙、伴视物旋转、胸闷恶心3天为主症，辨病为眩晕。现症见眩晕，呕吐痰涎，食少多寐，舌苔白腻，脉濡滑，辨证为痰湿中阻证。痰浊中阻，上蒙清窍，清阳不升。

治法（3分）：化痰祛湿，健脾和胃。

方剂名称（1.5分）：半夏白术天麻汤加减。

药物组成、剂量及煎服方法（4分）：半夏9g，陈皮6g，白术18g，薏苡仁6g，茯苓6g，天麻6g，甘草3，生姜1片，大枣2枚，代赭石9g（先煎），竹茹6g，生姜6g，旋覆花6g（包煎）。3剂，水煎服。日1剂，早晚分服。

病案(例)摘要 4：

李某，男，56 岁，已婚，农民。2016 年 4 月 11 日初诊。

患者平素嗜食辛辣。1 天前出现小便频数短涩、淋沥刺痛伴小腹拘急引痛。现症：排尿时突然中断，尿道窘迫疼痛，少腹拘急，左侧腰腹绞痛难忍。舌红，苔薄黄，脉弦。

答题要求：根据上述摘要，在答题卡上完成书面分析。

【参考答案】

中医疾病诊断（2.5分）：淋证。

中医证型诊断（3分）：石淋证。

中医辨病辨证依据（6分）：以小便频数短涩、淋沥刺痛伴小腹拘急引痛1天为主症，辨病为淋证。现症见排尿时突然中断，尿道窘迫疼痛，少腹拘急，左侧腰腹绞痛难忍。舌红，苔薄黄，脉弦，辨证为石淋证。湿热蕴结下焦，尿液煎熬成石，膀胱气化失司。

治法（3分）：清热利湿，排石通淋。

方剂名称（1.5分）：石韦散加减。

药物组成、剂量及煎服方法（4分）：石韦12g，冬葵子9g，瞿麦9g，滑石15g（先煎），车前子12g（包煎），芍药9g，甘草15g。3剂，水煎服。日1剂，早晚分服。

病案(例)摘要 5：

黄某，女，80 岁，已婚，退休教师。2016 年 4 月 23 日初诊。

患者年老体弱。2 周前出现有便意但排便困难情况。现症：大便虽不干硬但排便困难，用力努挣则汗出短气，便后乏力，面白神疲，肢倦懒言，舌淡苔白，脉弱。

答题要求：根据上述摘要，在答题卡上完成书面分析。

【参考答案】

中医疾病诊断（2.5分）：便秘。

中医证型诊断（3分）：气虚秘。

中医辨病辨证依据（6分）：以有便意但排便困难为主症，辨病为便秘。现症见大便虽不干硬但排便困难，用力努挣则汗出短气，便后乏力，面白神疲，肢倦懒言，舌淡苔白，脉弱，辨证为气虚秘。脾肺气虚，传送无力。

治法（3分）：益气润肠。

方剂名称（1.5分）：黄芪汤加减。

药物组成、剂量及煎服方法（4分）：黄芪15g，麻仁6g，白蜜6g，陈皮6g，白术20g，党参9g。3剂，水煎服。日1剂，早晚分服。

病案(例)摘要6：

周某，男，80岁，已婚，退休干部。2015年11月28日初诊。

患者近5年来常感心悸，伴有胸闷，加重2周。现症：心悸眩晕，胸闷痞满，渴不欲饮，小便短少，下肢浮肿，形寒肢冷，伴恶心，欲吐，流涎，舌淡胖，苔白滑，脉象细而滑。

答题要求：根据上述摘要，在答题卡上完成书面分析。

【参考答案】

中医疾病诊断（2.5分）：心悸。

中医证型诊断（3分）：水饮凌心证。

中医辨病辨证依据（6分）：以心悸、胸闷为主症，辨病为心悸。现症见心悸眩晕，胸闷痞满，渴不欲饮，小便短少，下肢浮肿，形寒肢冷，伴恶心，欲吐，流涎，舌淡胖，苔白滑，脉象细而滑，辨证为水饮凌心证。脾肾阳虚，水饮内停，上凌于心，扰乱心神。

治法（3分）：振奋心阳，化气行水，宁心安神。

方剂名称（1.5分）：苓桂术甘汤加减。

药物组成、剂量及煎服方法（4分）：茯苓12g，桂枝9g，白术9g，甘草6g，泽泻6g，猪苓6g，车前子9g（包煎），人参9g，黄芪9g，远志9g，茯神12g，酸枣仁12g。3剂，水煎服。日1剂，早晚分服。

病案(例)摘要7：

虞某，女，46岁，教师。2014年4月21日初诊。

患者1个月前暴怒后出现失眠，彻夜不寐。现症：不寐多梦，甚则彻夜不眠，急躁易怒，伴有头晕头胀，目赤耳鸣，口干而苦，不思饮食，便秘溲赤，舌红苔黄，脉弦而数。

答题要求：根据上述摘要，在答题卡上完成书面分析。

【参考答案】

中医疾病诊断（2.5分）：不寐。

中医证型诊断（3分）：肝火扰心证。

中医辨病辨证依据（6分）：以失眠，彻夜不寐为主症，辨病为不寐。现症见不寐多梦，甚则彻夜不眠，急躁易怒，伴有头晕头胀，目赤耳鸣，口干而苦，不思饮食，便秘溲赤，舌红苔黄，脉弦而数，辨证为肝火扰心证。肝郁化火，上扰心神。

治法（3分）：疏肝泻火，镇心安神。

方剂名称（1.5分）：龙胆泻肝汤加减。

药物组成、剂量及煎服方法（4分）：龙胆草6g，黄芩9g，栀子9g，泽泻12g，车前子9g（包煎），当归3g，生地黄9g，柴胡6g，甘草6g，生龙骨15g（先煎），生牡蛎15g（先煎），灵磁石15g（先煎）。3剂，水煎服。日1剂，早晚分服。

病案(例)摘要8:

刘某,男,42岁,农民。2016年2月25日初诊。

患者因发作性昏仆抽搐就诊。发作时突然昏仆抽搐,吐涎,平时急躁易怒,心烦失眠,咳痰不爽,口苦咽干,便秘溲黄,病发后,症状加重,彻夜难眠,目赤,舌红,苔黄腻,脉弦滑而数。

答题要求:根据上述摘要,在答题卡上完成书面分析。

【参考答案】

中医疾病诊断（2.5分）：痫病。

中医证型诊断（3分）：痰火扰神证。

中医辨病辨证依据（6分）：以发作性昏仆抽搐、吐涎为主症，辨病为痫病。现症见心烦失眠，咳痰不爽，口苦咽干，便秘溲黄，病发后，症状加重，彻夜难眠，目赤，舌红，苔黄腻，脉弦滑而数，辨证为痰火扰神证。痰浊蕴结，气郁化火，痰火内盛，上扰脑神。

治法（3分）：清热泻火，化痰开窍。

方剂名称（1.5分）：龙胆泻肝汤合涤痰汤加减。

药物组成、剂量及煎服方法（4分）：龙胆草6g，黄芩9g，栀子9g，泽泻12g，木通6g，当归3g，生地黄9g，柴胡6g，生甘草6g，车前子9g（包煎），天南星7.5g，半夏7.5g，枳实6g，茯苓6g，橘红4.5g，石菖蒲3g，人参3g，竹茹2g，甘草1.5g。3剂，水煎服。日1剂，早晚分服。

病案(例)摘要9：

张某，男，32岁，未婚，农民。2016年3月21日初诊。

患者1天前因淋雨受凉而出现小腹疼痛。现症：小腹拘急疼痛，遇寒痛甚，得温痛减，口淡不渴，形寒肢冷，小便清长，大便清稀，舌质淡，苔白腻，脉沉紧。

答题要求：根据上述摘要，在答题卡上完成书面分析。

【参考答案】

中医疾病诊断（2.5分）：腹痛。

中医证型诊断（3分）：寒邪内阻证。

中医辨病辨证依据（6分）：以淋雨受凉出现小腹疼痛为主症，辨病为腹痛。现症见小腹拘急疼痛，遇寒痛甚，得温痛减，口淡不渴，形寒肢冷，小便清长，大便清稀，舌质淡，苔白腻，脉沉紧，辨证为寒邪内阻证。寒邪凝滞，中阳被遏，脉络痹阻。

治法（3分）：散寒温里，理气止痛。

方剂名称（1.5分）：良附丸合正气天香散加减。

药物组成、剂量及煎服方法（4分）：高良姜9g，乌药6g，香附24g，陈皮3g，苏叶3g，干姜3g。3剂，水煎服。日1剂，早晚分服。

病案(例)摘要10：

李某，女，58岁。2012年7月28日就诊。

患者自述腹痛腹泻2天。患者2天前吃麻辣火锅，当晚即作腹痛泄泻，自服黄连素片效果不佳，前来就诊。现症见：腹痛腹泄，泻下急迫，泻而不爽，粪便色黄而臭，肛门灼热，大便日行7~8次，小便短赤，烦热口干渴。

答题要求：根据上述摘要，在答题卡上完成书面分析。

【参考答案】

中医疾病诊断（2.5分）：泄泻。

中医证型诊断（3分）：湿热伤中证。

中医辨病辨证依据（6分）：以腹痛泄泻及饮食不节史为主症，辨病为泄泻。现症见腹痛腹泄，泻下急迫，泻而不爽，粪便色黄而臭，肛门灼热，大便日行7~8次，小便短赤，烦热口干渴，辨证为湿热伤中证。湿热内蕴，气机壅滞，下迫大肠。

治法（3分）：清热利湿。

方剂名称（1.5分）：葛根芩连汤加减。

药物组成、剂量及煎服方法（4分）：葛根15g，黄芩9g，黄连9g，甘草6g，车前草9g，苦参9g。3剂，水煎服。日1剂，早晚分服。

病案(例)摘要11：

陈某，女，35岁，已婚，教师。2014年7月12日初诊。

患者10天前外地出差返家途中即感发热，周身乏力，食欲不振，恶心，腹胀，继而右胁肋部胀痛，身目发黄，时有呕吐。现症见：身目俱黄，黄色鲜明，小便黄赤，发热，乏力纳呆，口干口渴，口苦恶心，时有呕吐，大便秘结，2日一行。舌质红，苔黄腻，脉弦数。

答题要求：根据上述摘要，在答题卡上完成书面分析。

【参考答案】

中医疾病诊断（2.5分）：黄疸。

中医证型诊断（3分）：阳黄（热重于湿证）。

中医辨病辨证依据（6分）：以发热、乏力、纳呆、身目发黄10日为主症，辨病为黄疸。现症见身目俱黄，黄色鲜明，小便黄赤，发热，乏力纳呆，口干口渴，口苦恶心，时有呕吐，大便秘结，2日一行，舌质红，苔黄腻，脉弦数，辨证为阳黄（热重于湿证）。湿热熏蒸，困遏脾胃，壅滞肝胆，胆汁泛滥。

治法（3分）：清热通腑，利湿退黄。

方剂名称（1.5分）：茵陈蒿汤加减。

药物组成、剂量及煎服方法（4分）：茵陈18g，栀子12g，大黄6g，黄柏6g，茯苓15g，柴胡10g，陈皮10g，竹茹10g，半夏6g，连翘6g，垂盆草15g，蒲公英15g，滑石15g（先煎），车前草15g。3剂，水煎服。日1剂，早晚分服。

病案(例)摘要12：

陈某，女，25岁，未婚，教师。2015年12月1日初诊。

患者平日工作任务重，常无法按时进餐。1周前受寒后出现胃脘部疼痛，伴食欲不振，恶心呕吐。现症：胃痛隐隐，绵绵不休，喜温喜按，空腹痛甚，得食则缓，劳累或受凉后发作或加重，泛吐清水，神疲纳呆，四肢倦怠，手足不温，大便溏薄，舌淡苔白，脉虚弱。

答题要求：根据上述摘要，在答题卡上完成书面分析。

【参考答案】

中医疾病诊断（2.5分）：胃痛。

中医证型诊断（3分）：脾胃虚寒证。

中医辨病辨证依据（6分）：以胃脘部疼痛，伴食欲不振，恶心呕吐为主症，辨病为胃痛。现症见胃痛隐隐，绵绵不休，喜温喜按，空腹痛甚，得食则缓，劳累或受凉后发作或加重，泛吐清水，神疲纳呆，四肢倦怠，手足不温，大便溏薄，舌淡苔白，脉虚弱，辨证为脾胃虚寒证。脾胃虚寒，失于温养。

治法（3分）：温中健脾，和胃止痛。

方剂名称（1.5分）：黄芪建中汤加减。

药物组成、剂量及煎服方法（4分）：桂枝9g，甘草6g，大枣6枚，芍药18g，生姜9g，胶饴30g，黄芪5g。3剂，水煎服。日1剂，早晚分服。

病案(例)摘要13：

傅某，男，48岁，已婚，工人。2016年3月19日初诊。

患者平素性情急躁易怒。3天前与家人吵架后，出现头部胀痛，无呕吐，无意识障碍，遂来就诊。现症：头昏胀痛，两侧为重，面红口苦，心烦易怒，夜寐不宁，舌红苔黄，脉弦数。

答题要求：根据上述摘要，在答题卡上完成书面分析。

【参考答案】

中医疾病诊断（2.5分）：头痛。

中医证型诊断（3分）：肝阳头痛。

中医辨病辨证依据（6分）：以头昏胀痛3天为主症，辨病为头痛。现症见头昏胀痛，两侧为重，面红口苦，心烦易怒，夜寐不宁，舌红苔黄，脉弦数，辨证为肝阳头痛。肝失条达，气郁化火，阳亢风动。

治法（3分）：平肝潜阳息风。

方剂名称（1.5分）：天麻钩藤饮加减。

药物组成、剂量及煎服方法（4分）：天麻9g，钩藤12g（后下），石决明18g（先煎），山栀9g，黄芩9g，牡丹皮9g，桑寄生9g，杜仲9g，牛膝12g，益母草9g，白芍9g，夜交藤9g，茯神9g，夏枯草9g，龙胆草6g。3剂，水煎服。日1剂，早晚分服。

病案(例)摘要 14：

李某，男，69岁，已婚，干部。2014年9月7日初诊。

患者平素喜食辛辣肥甘厚味，3个月前无明显诱因出现多食易饥，口渴，多尿。现症：多食易饥，口渴，尿多，形体消瘦，大便干燥，苔黄，脉滑实有力。

答题要求：根据上述摘要，在答题卡上完成书面分析。

【参考答案】

中医疾病诊断（2.5分）：消渴。

中医证型诊断（3分）：胃热炽盛证（中消）。

中医辨病辨证依据（6分）：以多食易饥，口渴，多尿为主症，辨病为消渴。现症见多食易饥，口渴，尿多，形体消瘦，大便干燥，苔黄，脉滑实有力。辨证为胃热炽盛证（中消）。胃火内炽，胃热消谷，耗伤津液。

治法（3分）：清胃泻火，养阴增液。

方剂名称（1.5分）：玉女煎加减。

药物组成、剂量及煎服方法（4分）：生石膏15g（先煎），知母5g，黄连6g，栀子5g，玄参6g，熟地黄20g，麦冬6g，川牛膝5g。3剂，水煎服。日1剂，早晚分服。

病案(例)摘要 15：

马某，男，40岁，已婚，警察。2015年5月20日初诊。

患者1年来每因劳累后出现双下肢浮肿，尿量减少，夜尿多，头晕，乏力，畏寒，面色苍白，当地医院诊断为"慢性肾小球肾炎"，经多方求医，症状时有好转，但病情反复出现。半月来下肢浮肿复发，按之凹陷不起，尿量减少，腰酸冷痛，四肢厥冷，怯寒神疲，面色㿠白，心悸胸闷，腹大胀满。舌质淡胖，苔白，脉沉细。

答题要求：根据上述摘要，在答题卡上完成书面分析。

【参考答案】

中医疾病诊断（2.5分）：水肿。

中医证型诊断（3分）：肾阳衰微证。

中医辨病辨证依据（6分）：以反复双下肢浮肿、尿少1年余，复发半月为主症，辨病为水肿。现症见下肢浮肿，按之凹陷不起，尿量减少，腰酸冷痛，四肢厥冷；怯寒神疲，面色㿠白，心悸胸闷，腹大胀满，舌质淡胖，苔白，脉沉细，辨证为肾阳衰微证。脾肾阳虚，水寒内聚。

治法（3分）：温肾助阳，行气利水。

方剂名称（1.5分）：济生肾气丸合真武汤加减。

药物组成、剂量及煎服方法（4分）：附子15g（先煎），白茯苓30g，泽泻30g，山茱萸30g，山药30g，车前子30g（包煎），牡丹皮30g，官桂15g，川牛膝15g，熟地黄15g，芍药9g，白术6g，生姜9g。3剂，水煎服。日1剂，早晚分服。

病案(例)摘要16：

田某，女，60岁，已婚，干部。2014年5月26日初诊。

患者1个月前因家属去世出现情绪低落，时欲流泪，经家人开导后，症状有所缓解，但易反复。3日前患者情绪低落再次加重，遂前来就诊。现症：情绪低落，喜哭泣，胸部满闷，双胁肋部胀满不适，咽中自觉不适，自觉有异物感，咽之不下，咳之不出，吞咽食物自如，夜眠不安，二便调。舌质淡，苔白腻，脉弦滑。

答题要求：根据上述摘要，在答题卡上完成书面分析。

【参考答案】

中医疾病诊断（2.5分）：郁证。

中医证型诊断（3分）：痰气郁结证。

中医辨病辨证依据（6分）：以情绪低落，时欲流泪1个月为主症，辨病为郁证。现症见情绪低落，喜哭泣，胸部满闷，双胁肋部胀满不适，咽中自觉不适，自觉有异物感，咽之不下，咳之不出，吞咽食物自如，夜眠不安，二便调，舌质淡，苔白腻，脉弦滑，辨证为痰气郁结证。气郁痰凝，阻滞胸咽。

治法（3分）：行气开郁，化痰散结。

方剂名称（1.5分）：半夏厚朴汤加减。

药物组成、剂量及煎服方法（4分）：半夏12g，厚朴9g，茯苓12g，生姜15g，苏叶6g，杏仁10g，旋覆花10g，香附10g，百合20g，柴胡10g。3剂，水煎服。日1剂，早晚分服。

病案(例)摘要17：

蓝某，男，52岁，已婚，工人。2015年10月15日初诊。

患者在寒冷潮湿地方工作2个月后出现肢体着重，疼痛，肿胀，每遇阴雨天加重。现症：肢体关节、肌肉酸楚、重着、疼痛，肿胀散漫，关节活动不利，肌肤麻木不仁。舌质淡，苔白腻，脉濡缓。

答题要求：根据上述摘要，在答题卡上完成书面分析。

【参考答案】

中医疾病诊断（2.5分）：痹证。

中医证型诊断（3分）：着痹。

中医辨病辨证依据（6分）：以肢体着重，疼痛，肿胀为主症，辨病为痹证。现症见肢体关节、肌肉酸楚、重着、疼痛，肿胀散漫，关节活动不利，肌肤麻木不仁，舌质淡，舌苔白腻，脉濡缓，辨证为着痹。湿邪兼夹风寒，留滞经脉，闭阻气血。

治法（3分）：除湿通络，祛风散寒。

方剂名称（1.5分）：薏苡仁汤加减。

药物组成、剂量及煎服方法（4分）：薏苡仁3g，当归3g，麻黄3g，甘草3g，苍术3g，生姜3片，羌活3g，独活3g，防风3g，桂枝3g，制川乌3g，川芎3g。3剂，水煎服。日1剂，早晚分服。

病案(例)摘要18：

潘某，女，76岁，已婚，退休。2015年10月22日初诊。

患者5年前出现腰痛，伴酸软无力，久站后加重，反复发作。2日前患者因劳累再次出现腰痛，遂前来就诊。现症：腰部隐隐作痛，酸软无力，不能久站，喜温喜按，平素肢冷畏寒，舌质淡，苔薄白，脉沉细。

答题要求：根据上述摘要，在答题卡上完成书面分析。

【参考答案】

中医疾病诊断（2.5分）：腰痛。

中医证型诊断（3分）：肾阳虚证。

中医辨病辨证依据（6分）：以腰痛伴酸软无力5年为主症，辨病为腰痛。现症见腰部隐隐作痛，酸软无力，不能久站，喜温喜按，平素肢冷畏寒，舌质淡，苔薄白，脉沉细，辨证为肾阳虚证。肾阳不足，不能温煦经脉。

治法（3分）：补肾壮阳，温煦经脉。

方剂名称（1.5分）：右归丸加减。

药物组成、剂量及煎服方法（4分）：熟地黄24g，山药12g，山茱萸12g，枸杞子12g，菟丝子12g，鹿角胶12g（烊化兑服），杜仲12g，肉桂6g，当归9g，制附子6g（先煎）。3剂，水煎服。日1剂，早晚分服。

病案(例)摘要 19：

陈某，女，8 岁。2016 年 3 月 9 日初诊。

患儿以发热两天，胸背部皮肤皮疹 1 天为主述来就诊。现症：偶咳，胸背部皮肤见红斑、丘疹、疱疹，疱疹壁薄，皮疹分布稀疏，舌质淡，苔薄白，脉浮数。

答题要求：根据上述摘要，在答题卡上完成书面分析。

【参考答案】

中医疾病诊断（2.5分）：水痘。

中医证型诊断（3分）：邪伤肺卫证。

中医辨病辨证依据（6分）：以发热，胸背部皮肤见红斑、丘疹、疱疹为主症，辨病为水痘。现症见疱疹壁薄，皮疹分布稀疏，舌质淡，苔薄白，脉浮数，辨证为邪伤肺卫证。水痘时邪从口鼻而入，蕴郁于肺，宣肃失司。

治法（3分）：疏风清热，利湿解毒。

方剂名称（1.5分）：银翘散加减。

药物组成、剂量及煎服方法（4分）：连翘30g，金银花30g，桔梗18g，薄荷18g（后下），淡竹叶12g，生甘草15g，荆芥穗12g，淡豆豉15g，牛蒡子18g，芦根18g。3剂，水煎服。日1剂，早晚分服。

病案(例)摘要20：

王某，女，19岁，学生。2016年3月9日初诊。

患者13岁月经初潮，初潮后月经基本正常。近1年来，月经紊乱，经来无期，出血量多或淋沥不尽、色淡质清，伴见畏寒肢冷，面色晦暗，腰腿酸软，小便清长，末次月经2016年2月22日，至今未尽。舌质淡，苔薄白，脉沉细。

答题要求：根据上述摘要，在答题卡上完成书面分析。

【参考答案】

中医疾病诊断（2.5分）：崩漏。

中医证型诊断（3分）：肾阳虚证。

中医辨病辨证依据（6分）：以月经紊乱、量多1年、淋沥不尽半个月为主症，辨病为崩漏。现症见月经紊乱，经来无期，出血量多或淋沥不尽，色淡质清，畏寒肢冷，面色晦暗，腰腿酸软，小便清长，舌质淡，苔薄白，脉沉细，辨证为肾阳虚证。命门火衰，封藏失职，冲任不固，不能制约经血。

治法（3分）：温肾益气，固冲止血。

方剂名称（1.5分）：右归丸加黄芪、党参、三七。

药物组成、剂量及煎服方法（4分）：熟地黄24g，山药12g，山茱萸9g，枸杞子12g，菟丝子12g，鹿角胶12g（烊化兑服），杜仲12g，肉桂6g，当归9g，制附子6g（先煎），黄芪9g，党参9g，三七3g。3剂，水煎服。日1剂，早晚分服。

病案(例)摘要21：

王某，男，5岁。2015年12月9日初诊。

患儿3天前出现发热，咳嗽，气喘，痰多，自服感冒灵颗粒后症状未见好转，持续高热未退，咳嗽加重。现症：壮热不退，咳嗽剧烈，气急喘憋，鼻翼扇动，鼻孔干燥，烦躁口渴，嗜睡，便秘，舌红少津，苔黄燥，脉滑数。

答题要求：根据上述病例摘要，在答题卡上完成书面辨证论治。

【参考答案】

中医疾病诊断（2.5分）：肺炎喘嗽。

中医证型诊断（3分）：毒热闭肺证。

中医辨病辨证依据（6分）：以发热、咳嗽、气喘、痰多3天为主症，辨病为肺炎喘嗽。现症见壮热不退，咳嗽剧烈，气急喘憋，鼻翼扇动，鼻孔干燥，烦躁口渴，嗜睡，便秘，舌红少津，苔黄燥，脉滑数，辨证为毒热闭肺证。毒热之邪内闭肺气，肺肃降无权。

治法（3分）：清热解毒，泻肺开闭。

方剂名称（1.5分）：黄连解毒汤合三拗汤加减。

药物组成、剂量及煎服方法（4分）：黄连9g，黄芩6g，黄柏6g，栀子9g，甘草6g，麻黄6g，杏仁6g。7剂，水煎服。日1剂，早晚分服。

病案(例)摘要22：

胡某，女，28岁，已婚，职员。2015年7月20日初诊。

患者平素嗜食生冷。2015年1月初外出游玩不慎淋雨。此后每月经期前出现小腹疼痛，喜按。现症：经前小腹冷痛，得热痛减，经量少，经色暗淡，腰腿酸软，小便清长，舌苔白润，脉沉。

答题要求：根据上述摘要，在答题卡上完成书面分析。

【参考答案】

中医疾病诊断（2.5分）：痛经。

中医证型诊断（3分）：寒凝血瘀证。

中医辨病辨证依据（6分）：以小腹疼痛，喜按半年为主症，辨病为痛经。现症见经前小腹冷痛，得热痛减，经量少，经色暗淡，腰腿酸软，小便清长，脉沉，苔白润，辨证为寒凝血瘀证。经血凝滞不畅，留聚而痛。

治法（3分）：温经暖宫，化瘀止痛。

方剂名称（1.5分）：少腹逐瘀汤加减。

药物组成、剂量及煎服方法（4分）：小茴香1.5g，干姜3g，延胡索3g，没药6g，当归9g，川芎6g，肉桂3g，赤芍6g，蒲黄9g（包煎），五灵脂6g（包煎）。3剂，水煎服。日1剂，早晚分服。

病案(例)摘要23：

肖某，女，30岁，已婚，工人。2015年8月21日初诊。

患者停经4个月，阴道少量出血，时下时止1周。既往子宫肌瘤4年，末次月经：2015年4月21日，停经后无明显不适，2个月前B超提示宫内早孕，子宫肌瘤（4.2cm×3.6cm）。近一周少量阴道流血，色暗红，口干不欲饮，舌边有瘀斑，苔白，脉沉弦。

答题要求：根据上述摘要，在答题卡上完成书面分析。

【参考答案】

中医疾病诊断（2.5 分）：胎漏。

中医证型诊断（3 分）：癥瘕伤胎。

中医辨病辨证依据（6 分）：以妊娠期间阴道少量出血，时下时止 1 周为主症，既往子宫肌瘤 4 年，辨病为胎漏。现症见少量阴道流血，色暗红，口干不欲饮，舌边有瘀斑，苔白，脉沉弦，辨证为癥瘕伤胎。瘀阻胞脉，孕后冲任气血失调，血不归经，胎失摄养。

治法（3 分）：祛瘀消癥，固冲安胎。

方剂名称（1.5 分）：桂枝茯苓丸加杜仲、续断。

药物组成、剂量及煎服方法（4 分）：桂枝 6g，茯苓 6g，芍药 6g，丹皮 6g，桃仁 6g，杜仲 9g，续断 9g。7 剂，水煎服。日 1 剂，早晚分服。

病案(例)摘要 24:

刘某,女,2 岁。2015 年 2 月 12 日初诊。

患儿是早产儿,自幼食量偏少,1 个月前因过食油腻而致食欲不振。现症:厌恶进食,食而乏味,食量明显减少,多食后则脘腹饱胀,形体适中,精神可。舌质淡红,苔薄白,指纹淡紫。

答题要求:根据上述摘要,在答题卡上完成书面分析。

【参考答案】

中医疾病诊断（2.5 分）：厌食症。

中医证型诊断（3 分）：脾失健运证。

中医辨病辨证依据（6 分）：以食欲不振，厌恶进食为主症，辨病为厌食症。现症见食而乏味，食量明显减少，多食后则脘腹饱胀，形体适中，精神可。舌质淡红，苔薄白，指纹淡紫，辨证为脾失健运证。脾胃失健，纳化失职。

治法（3 分）：运脾开胃。

方剂名称（1.5 分）：不换金正气散加减。

药物组成、剂量及煎服方法（4 分）：厚朴3g，苍术3g，陈皮3g，制半夏3g，藿香3g，甘草3g，草果2g，生姜3片，大枣2枚，枳壳3g，神曲3g，山楂3g。3剂，水煎服。日1剂，早晚分服。

病案(例)摘要25：

马某，女，34岁，已婚，工人。2015年5月15日初诊。

患者平素月经正常，近3个月来，经期或经后，小腹隐隐作痛，空坠不适，喜揉按，经量少，色淡稀薄，平时神疲乏力，头晕心悸，面色不华，纳少便溏。末次月经：2015年5月11日，来诊时月经已净，舌淡苔薄，脉细弱。

答题要求：根据上述摘要，在答题卡上完成书面分析。

【参考答案】

中医疾病诊断（2.5分）：痛经。

中医证型诊断（3分）：气血虚弱证。

中医辨病辨证依据（6分）：以经期或经后，小腹隐隐作痛3个月为主症，辨病为痛经。现症见小腹空坠不适，喜揉按，经量少，色淡稀薄，平时神疲乏力，头晕心悸，面色不华，纳少便溏。末次月经来诊时已净，舌淡苔薄，脉细弱，辨证为气血虚弱证。冲任气血虚少，胞脉失于濡养，气虚血滞，无力流通。

治法（3分）：益气补血止痛。

方剂名称（1.5分）：圣愈汤去熟地黄，加白芍、香附、延胡索。

药物组成、剂量及煎服方法（4分）：白芍15g，川芎8g，人参15g，当归15g，黄芪15g，香附10g，延胡索10g，鸡血藤15g，大枣15g，酸枣仁15g。3剂，水煎服。日1剂，早晚分服。

病案(例)摘要 26：

莫某，女，36岁，已婚，职员。2015年6月12日初诊。

患者于半年前无明显诱因出现带下增多，阴道口灼热、疼痛，诊为"带下病"，经治疗后症状好转。近半年来，症状反复，带下量多，色淡黄，质稀，有异味，阴痒，无阴道流血，面色㿠白，神疲乏力，纳少便溏，小便正常，舌淡胖，苔白，脉细滑。

答题要求：根据上述摘要，在答题卡上完成书面分析。

【参考答案】

中医疾病诊断（2.5分）：带下病（带下过多）。

中医证型诊断（3分）：脾虚证。

中医辨病辨证依据（6分）：以带下量多，阴道口灼热、疼痛伴阴痒半年为主症，辨病为带下病（带下过多）。现症见带下量多，色淡黄，质稀，有异味，阴痒，无阴道流血，面色㿠白，神疲乏力，纳少便溏，小便正常，舌淡胖，苔白，脉细滑，辨证为脾虚证。脾运化失常，水湿停聚，聚而成湿，流注下焦，伤及任、带。

治法（3分）：健脾益气，升阳除湿。

方剂名称（1.5分）：完带汤加减。

药物组成、剂量及煎服方法（4分）：白术30g，山药30g，人参6g，白芍15g，车前子9g（包煎），苍术9g，甘草3g，陈皮2g，黑芥穗2g，柴胡2g。3剂，水煎服。日1剂，早晚分服。

病案(例)摘要27:
汤某,男,3岁。2014年4月20日初诊。
患儿2周前开始发热,初起发热恶风,咳嗽,继则高烧持续不退,最高达40℃,周身无汗,咳而微烦,面色红赤,便干尿黄,舌质微红,苔黄腻,脉数。
答题要求:根据上述摘要,在答题卡上完成书面分析。

【参考答案】

中医疾病诊断（2.5分）：肺炎喘嗽。

中医证型诊断（3分）：风热闭肺证。

中医辨病辨证依据（6分）：以持续发热、咳嗽2周为主症，辨病为肺炎喘嗽。现症见高热，周身无汗，咳而微烦，面色红赤，便干尿黄，舌质微红，苔黄腻，脉数，辨证为风热闭肺证。风热之邪闭阻肺气，肺气郁闭。

治法（3分）：辛凉宣肺，化痰止咳。

方剂名称（1.5分）：银翘散合麻杏石甘汤加减。

药物组成、剂量及煎服方法（4分）：连翘30g，金银花30g，苦桔梗30g，薄荷18g（后下），淡竹叶12g，生甘草15g，荆芥穗12g，淡豆豉15g，牛蒡子18g，芦根18g，麻黄9g，杏仁9g，石膏18g（先煎），黄芩9g。3剂，水煎服。日1剂，早晚分服。

病案(例)摘要 28：

王某，女，28 岁，已婚，公务员。2015 年 8 月 18 日初诊。

患者右下腹痛 36 小时，伴发热 12 小时。纳呆，恶心，呕吐一次，为胃内容物，二便正常，月经史无异常，末次月经 8 月 2 日。查体：体温 38.4℃，右下腹压痛、反跳痛、腹皮挛急。舌红，苔黄腻，脉滑数。血常规：WBC：15×10^9/L，中性粒细胞 85%，尿常规正常。

答题要求：根据上述摘要，在答题卡上完成书面分析。

【参考答案】

中医疾病诊断（2.5分）：肠痈。

中医证型诊断（3分）：湿热证。

中医辨病辨证依据（6分）：以右下腹痛36小时，发热12小时，恶心、呕吐为主症，辨病为肠痈。现症见二便正常，月经史无异常，右下腹压痛、反跳痛、腹皮挛急。舌红，苔黄腻，脉滑数，辨证为湿热证。肠道功能失调，糟粕积滞，湿热内生，积结肠道。

治法（3分）：通腑泄热，解毒利湿透脓。

方剂名称（1.5分）：复方大柴胡汤加减。

药物组成、剂量及煎服方法（4分）：柴胡9g，黄芩9g，枳壳6g，川楝子9g，生大黄9g（后下），延胡索9g，白芍9g，蒲公英15g，木香6g，丹参15g，生甘草6g，黄连5g，生石膏15g（先煎）。3剂，水煎服。日1剂，早晚分服。

病案(例)摘要29：

陆某，女，50岁，已婚，农民。2016年8月14日初诊。

患者月经紊乱1年，经量多，色暗，有块，面色晦暗，精神萎靡，形寒肢冷，烘热汗出，腰膝酸冷，纳呆腹胀，大便溏薄，面浮肢肿，夜尿多，带下清稀，舌胖嫩，边有齿痕，苔稀白，脉沉细无力。

答题要求：根据上述摘要，在答题卡上完成书面分析。

【参考答案】

中医疾病诊断（2.5分）：绝经前后诸证。

中医证型诊断（3分）：肾阳虚。

中医辨病辨证依据（6分）：以月经紊乱，经量多、色暗，精神萎靡1年为主症，辨病为绝经前后诸证。现症见经量多、色暗、有块，面色晦暗，精神萎靡，形寒肢冷，烘热汗出，腰膝酸冷，纳呆腹胀，大便溏薄，面浮肢肿，夜尿多，带下清稀，舌胖嫩，边有齿痕，苔薄白，脉沉细无力，辨证为肾阳虚。肾阳衰惫，脾肾阳虚。

治法（3分）：温肾扶阳，佐以温中健脾。

方剂名称（1.5分）：右归丸合理中丸。

药物组成、剂量及煎服方法（4分）：熟地黄24g，山药12g，山茱萸9g，枸杞子12g，菟丝子12g，鹿角胶12g（烊化兑服），杜仲12g，肉桂6g，当归9g，制附子6g（先煎），人参9g，干姜9g，甘草9g，白术9g。蜜丸，每服9g。亦可做汤剂。3剂，水煎服。日1剂，早晚分服。

病案(例)摘要 30:

周某,女,35 岁,已婚,教师。2015 年 9 月 2 日初诊。

患者乳房肿块伴疼痛半年,肿块和疼痛随喜怒消长,伴有胸闷胁痛,善郁易怒,失眠多梦,心烦口苦,月经史无异常。查体:双侧乳房外上象限触及片块样肿块,质地中等,表面光滑,活动度好,有压痛,舌苔薄黄,脉弦滑。

答题要求:根据上述摘要,在答题卡上完成书面分析。

【参考答案】

中医疾病诊断（2.5分）：乳癖。

中医证型诊断（3分）：肝郁痰凝证。

中医辨病辨证依据（6分）：以乳房肿块伴疼痛半年，肿块和疼痛随喜怒消长为主症，辨病为乳癖。现症见乳房肿块、疼痛，胸闷胁痛，善郁易怒，失眠多梦，心烦口苦，舌苔薄黄，脉弦滑，辨证为肝郁痰凝证。乳络经脉阻塞不通，不通则痛，气滞、痰凝、瘀血结聚。

治法（3分）：疏肝解郁，化痰散结。

方剂名称（1.5分）：逍遥蒌贝散加减。

药物组成、剂量及煎服方法（4分）：柴胡15g，郁金15g，当归10g，白芍10g，茯苓10g，白术15g，瓜蒌10g，半夏6g，制南星6g，山栀10g，牡丹皮10g，黄芩10g。3剂，水煎服。日1剂，早晚分服。

病案(例)摘要 31:

涂某,女,48 岁,已婚,农民。2015 年 8 月 23 日初诊。

患者有盆腔炎症病史。1 年前遭遇车祸导致下肢骨折后长期卧病在床。3 月前感带下量减少,阴中干涩痒痛。未经治疗。现症:带下量少,阴部干涩灼痛,伴阴痒,头晕耳鸣,腰膝酸软,烘热汗出,烦热胸闷,夜寐不安,小便黄,大便干结,舌红少苔,脉细数。

答题要求:根据上述摘要,在答题卡上完成书面分析。

【参考答案】

中医疾病诊断（2.5分）：带下病（带下过少）。

中医证型诊断（3分）：肝肾亏损证。

中医辨病辨证依据（6分）：以带下量减少，阴中干涩痒痛3月为主症，有盆腔炎症病史，辨病为带下病（带下过少）。现症见带下量少，阴部干涩灼痛，伴阴痒，头晕耳鸣，腰膝酸软，烘热汗出，烦热胸闷，夜寐不安，小便黄，大便干结，舌红少苔，脉细数，辨证为肝肾亏损证。肝肾亏损，血少津亏，阴液不充，任带失养，不能润泽阴窍。

治法（3分）：滋补肝肾，养精溢血。

方剂名称（1.5分）：左归丸加知母、肉苁蓉、紫河车、麦冬。

药物组成、剂量及煎服方法（4分）：熟地黄24g，山药12g，枸杞12g，山茱萸12g，川牛膝9g，鹿角胶12g（烊化兑服），龟板胶12g（烊化兑服），菟丝子12g，知母12g，肉苁蓉10g，紫河车3g，麦冬12g。7剂，水煎服。日1剂，早晚分服。

病案(例)摘要32：

何某，男，42岁，已婚，干部。2015年9月10日初诊。

患者便血1个月，平时嗜食辛辣。便血色鲜，量较多，血便不相混，便时硬核脱出肛门外，便后可自行回纳，肛门灼热，重坠不适。查体：肛门指检于截石位3、7、11点见光滑的团块，质软无压痛。舌苔黄腻，脉弦数。

答题要求：根据上述摘要，在答题卡上完成书面分析。

【参考答案】

中医疾病诊断（2.5分）：痔。

中医证型诊断（3分）：湿热下注证。

中医辨病辨证依据（6分）：以便血色鲜，量较多，血便不相混，便时硬核脱出肛门外，便后可自行回纳，肛门灼热，重坠不适为主症，辨病为痔。现症见肛门指检于截石位3、7、11点见光滑的团块，质软无压痛，舌苔黄腻，脉弦数，辨证为湿热下注证。饮食不节，过食辛辣醇酒厚味，燥热内生，下迫大肠。

治法（3分）：清热利湿止血。

方剂名称（1.5分）：脏连丸加减。

药物组成、剂量及煎服方法（4分）：黄连12g，生地黄18g，当归9g，川芎6g，白芍6g，赤芍6g，槐角6g，槐米6g，穿山甲6g，猪大肠1段，地榆炭9g，仙鹤草6g，白头翁9g。炼蜜为丸，每服9g，晨饭前空腹以白开水送下，日1次。

病案(例)摘要33：

高某，男，5岁。2015年11月3日初诊。

患儿腹泻3周，病初每日泻十余次，经治疗好转。但近日大便仍清稀，色淡不臭，每日4~5次，常于食后作泻，时轻时重，面色萎黄，形体消瘦，神疲倦怠，舌淡苔白，脉缓弱。

答题要求：根据上述摘要，在答题卡上完成书面分析。

【参考答案】

中医疾病诊断（2.5分）：小儿泄泻。

中医证型诊断（3分）：脾虚泻证。

中医辨病辨证依据（6分）：以腹泻3周，每日泻十余次为主症，辨病为小儿泄泻。现症见大便仍清稀，色淡不臭，每日4~5次，常于食后作泻，时轻时重，面色萎黄，形体消瘦，神疲倦怠，舌淡苔白，脉缓弱，辨证为脾虚泻证。脾虚运化失职，不能分清别浊，水湿水谷合污而下。

治法（3分）：健脾益气，助运止泻。

方剂名称（1.5分）：参苓白术散加减。

药物组成、剂量及煎服方法（4分）：党参15g，白术15g，茯苓15g，山药15g，莲子肉9g，扁豆12g，薏苡仁9g，砂仁6g（后下），桔梗6g，甘草10g。3剂，水煎服。日1剂，早晚分服。

病案(例)摘要34：

高某，男，38岁，已婚，干部。2016年3月18日初诊。

患者饮食稍有不节即皮肤瘙痒反复发作2个月，抓后糜烂渗出，伴纳少，腹胀便溏，肢乏。查体：皮损潮红，丘疹，对称分布，可见鳞屑。舌淡胖，苔白腻，脉濡缓。

答题要求：根据上述摘要，在答题卡上完成书面分析。

【参考答案】

中医疾病诊断（2.5分）：湿疮。

中医证型诊断（3分）：脾虚湿蕴证。

中医辨病辨证依据（6分）：以皮肤瘙痒反复发作2个月，抓后糜烂渗出为主症，辨病为湿疮。现症见纳少，腹胀便溏，肢乏，皮损潮红，丘疹，对称分布，可见鳞屑，舌淡胖，苔白腻，脉濡缓，辨证为脾虚湿蕴证。脾胃受损，失其健运，湿热内生。

治法（3分）：健脾利湿止痒。

方剂名称（1.5分）：除湿胃苓汤加减。

药物组成、剂量及煎服方法（4分）：防风3g，苍术3g，白术3g，赤茯苓3g，陈皮3g，厚朴3g，猪苓3g，山栀3g，木通3g，泽泻3g，滑石3g（先煎），甘草2g，山药3g，生薏苡仁3g，车前草3g，茵陈3g，徐长卿3g。3剂，水煎服。日1剂，早晚分服。

病案(例)摘要 35：

杨某，男，47 岁，已婚，司机。2015 年 3 月 5 日初诊。

患者平素嗜食醇酒厚味，且长期便秘。一周前如厕出现便血，血色淡，肛内有肿物脱出。至当地医院就诊，指诊可触及柔软、表面光滑、无压痛的黏膜隆起。窥肛镜下见齿线上黏膜呈半球状隆起，色深红。现症：肛门松弛，痔核脱出须手法复位，便血色淡，面白少华，神疲乏力，纳少便溏。舌淡，苔薄白，脉弱。

答题要求：根据上述摘要，在答题卡上完成书面分析。

【参考答案】

中医疾病诊断（2.5分）：痔。

中医证型诊断（3分）：脾虚气陷证。

中医辨病辨证依据（6分）：以便血，肛内有肿物脱出，指诊可触及柔软、表面光滑、无压痛的黏膜隆起为主症，辨病为痔。现症见肛门松弛，痔核脱出须手法复位，便血色淡，面白少华，神疲乏力，纳少便溏，舌淡，苔薄白，脉弱，辨证为脾虚气陷证。脾虚失摄，中气下陷。

治法（3分）：补中益气，升阳举陷。

方剂名称（1.5分）：补中益气汤加减。

药物组成、剂量及煎服方法（4分）：黄芪18g，甘草9g，人参9g，当归3g，橘皮6g，升麻6g，柴胡6g，白术9g。3剂，水煎服。日1剂，早晚分服。

病案(例)摘要36：

童某，女，29岁，已婚，教师。2016年9月8日初诊。

患者末次月经7月28日。9月8日患者因腹痛就诊，诊断为"胃肠炎"，未作特殊处理。因患者腹痛未止，9月19日又见阴道出血，遂再次就诊。现症：阴道少量流血，色鲜红，无血块，小腹痛，口干咽燥，小便短黄，大便秘结。尿妊娠试验：阳性。B超：宫内妊娠6+周，胎儿存活。舌质略红，苔微黄干，脉滑数。

答题要求：根据上述摘要，在答题卡上完成书面分析。

【参考答案】

中医疾病诊断（2.5 分）：胎动不安。

中医证型诊断（3 分）：血热证。

中医辨病辨证依据（6 分）：以妊娠期间腹痛 12 天，阴道出血 1 天为主症，辨病为胎动不安。现症见阴道少量流血，色鲜红，无血块，小腹痛，口干咽燥，小便短黄，大便秘结，舌质略红，苔微黄干，脉滑数，辨证为血热证。热扰冲任，损伤胎气。

治法（3 分）：滋阴清热，养血安胎。

方剂名称（1.5 分）：保阴煎加苎麻根。

药物组成、剂量及煎服方法（4 分）：生地黄 6g，熟地黄 6g，芍药 6g，山药 4.5g，续断 4.5g，黄芩 4.5g，黄柏 4.5g，生甘草 3g，苎麻根 10g。3 剂，水煎服。日 1 剂，早晚分服。

第二站　基本操作

第一部分　中医技术操作

一、针灸常用腧穴定位

考查针灸穴位体表定位。本类考题与本部分第二、三考题 3 选 2 抽题作答，每份试卷 2 题，每题 10 分，共 20 分。

1. 叙述并指出天枢、条口的定位。

【参考答案】

天枢：在腹部，横平脐中，前正中线旁开 2 寸。

条口：在小腿外侧，犊鼻下 8 寸，犊鼻与解溪连线上。

2. 叙述并指出肩井、手三里的定位。

【参考答案】

肩井：在肩胛区，第 7 颈椎棘突与肩峰最外侧端连线的中点。

手三里：在前臂，阳溪穴与曲池穴连线上，肘横纹下 2 寸处。

3. 叙述并指出气海、大陵的定位。

【参考答案】

气海:在下腹部,脐中下 1.5 寸,前正中线上。

大陵:在腕前区,腕掌侧远端横纹中,掌长肌腱与桡侧腕屈肌腱之间。

4. 叙述并指出腰阳关、梁丘的定位。

【参考答案】

腰阳关：在脊柱区，第4腰椎棘突下凹陷中，后正中线上。

梁丘：在股前区，髌底上2寸，股外侧肌与股直肌肌腱之间。

5. 叙述并指出翳风、肾俞的定位。

【参考答案】

翳风:在颈部,耳垂后方,乳突下端前方凹陷中。

肾俞:在脊柱区,第2腰椎棘突下,后正中线旁开1.5寸。

6. 叙述并指出神门、委中的定位。

【参考答案】
神门：在腕前区，腕掌侧远端横纹尺侧端，尺侧腕屈肌腱的桡侧缘。
委中：在膝后区，腘横纹中点。

7. 叙述并指出足三里、中脘的定位。

【参考答案】
足三里：在小腿外侧，犊鼻下 3 寸，胫骨前嵴外一横指处，犊鼻与解溪连线上。
中脘：在上腹部，脐中上 4 寸，前正中线上。

8. 叙述并指出神庭、合谷的定位。

【参考答案】

神庭：在头部，前发际正中直上 0.5 寸。

合谷：在手背，第 1、2 掌骨间，当第 2 掌骨桡侧的中点处。

9. 叙述并指出申脉、支沟的定位。

【参考答案】
申脉：在踝区，外踝尖直下，外踝下缘与跟骨之间凹陷中。
支沟：在前臂后区，腕背侧远端横纹上3寸，尺骨与桡骨间隙中点。

二、针灸临床技术操作

考查针灸、拔罐、推拿等临床技术操作。本类考题与本部分第一、三考题 3 选 2 抽题作答,每份试卷 2 题,每题 10 分,共 20 分。

1. 叙述并演示针刺弹法的操作。

【参考答案】

①进针后刺入一定深度。②以拇指与食指相交呈环状,食指指甲缘轻抵拇指指腹。③弹叩针柄:将食指指甲面对准针柄或针尾,轻轻弹叩,使针体微微震颤。也可以拇指与其他手指配合进行操作。④弹叩数次。⑤弹叩次数不宜过多,一般 7~10 次即可。

2. 叙述并演示刺络拔罐法的操作。

【参考答案】
　　①选取适宜体位，充分暴露待拔腧穴。②选择大小适宜的玻璃罐备用。③消毒施术部位，刺络出血。医者戴消毒手套，用碘伏消毒施术部位，持三棱针（或一次性注射针头）点刺局部使之出血，或用皮肤针叩刺出血。④用闪火法留罐，留置 10~15 分钟后起罐。⑤起罐时不能迅猛，避免罐内污血喷射而污染周围环境，用消毒棉签清理皮肤上残留血液，清洗火罐后进行消毒处理。

3. 叙述并演示针刺摇法的操作。

【参考答案】

摇法是指毫针刺入一定深度后,手持针柄,将针轻轻摇动的方法。摇法分为两种,一是直立针身而摇,二是卧倒针身而摇。

1)直立针身而摇:①采用直刺进针。②刺入一定深度。③手持针柄,如摇辘轳状呈划圈样摇动,或如摇橹状进行前后或左右的摇动。④反复摇动数次。

2)卧倒针身而摇:①采用斜刺或平刺进针。②刺入一定深度。③手持针柄,如摇橹状进行左右摇动。④反复摇动数次。

4. 叙述并演示隔盐灸的操作。

【参考答案】
①选择体位,定取腧穴:宜取仰卧位,身体放松。②食盐填脐:取纯净干燥的食盐适量,将脐窝填平,也可于盐上再放置一姜片。③置放艾柱:将艾柱置于盐上(或姜片上),点燃艾柱尖端,任其自燃。④调适温度,更换艾柱:若患者感觉施灸局部灼热不可耐受,术者用镊子夹去残柱,换柱再灸。⑤掌握灸量:如上反复施灸,灸满规定壮数,一般灸5~9壮。⑥灸毕,除去艾灰、食盐。

5. 叙述并演示舒张进针法的操作。

【参考答案】

①消毒:腧穴皮肤、医生双手常规消毒。②押手绷紧皮肤:以押手拇、食指或食、中指把腧穴处皮肤向两侧轻轻撑开,使之绷紧,两指间的距离要适当。③持针:刺手拇、食、中指三指指腹夹持针柄。④刺入:刺手持针,于押手两指间的腧穴处迅速刺入。

6. 叙述并演示回旋灸的操作。

【参考答案】

①选取适宜体位,充分暴露待灸腧穴。②选用纯艾卷,将其一端点燃。③术者手持艾卷的中上部,将艾卷燃烧端对准腧穴,与施灸部位的皮肤保持相对固定的距离(一般在3cm左右),左右平行移动或反复旋转施灸,动作要匀速。若遇到小儿或局部知觉减退者,术者应以食指和中指,置于施灸部位两侧,通过医者的手指来测知患者局部受热程度,以便随时调节施灸时间和距离,防止烫伤。④灸至皮肤出现红晕,有温热感而无灼痛为度,一般灸5~10分钟。⑤灸毕熄灭艾火。

7. 叙述并演示毫针针刺角度及适用范围。

【参考答案】
①直刺：进针时针身与皮肤表面呈90°垂直刺入，此法适用于大部分的腧穴。②斜刺：进针时针身与皮肤表面呈45°左右倾斜刺入，此法适用于肌肉浅薄处或内有重要脏器，或不宜直刺、深刺的腧穴。③平刺：进针时针身与皮肤表面呈15°左右沿皮刺入，此法适用于皮薄肉少部位的腧穴。

8. 叙述并演示捻转法的操作。

【参考答案】

①消毒：腧穴皮肤、医生双手常规消毒。②刺入毫针：将毫针刺入腧穴的一定深度。③实施捻转操作：针身向前向后持续均匀来回捻转。要保持针身在腧穴基点上左右旋转运动。如此反复地捻转。

9. 叙述并演示单手进针法的操作。

【参考答案】

①消毒：腧穴皮肤、医生双手常规消毒。②持针：拇、食指指腹相对夹持针柄下段（靠近针根处），中指指腹抵住针身下段，使中指指端比针尖略长出或齐平。③指抵皮肤：对准穴位，中指指端紧抵腧穴皮肤。④刺入：拇、食指向下用力按压刺入，中指随之屈曲，快速将针刺入，刺入时应保持针身直而不弯。

三、中医望、闻、切诊技术的操作

演示或叙述中医望、闻、切诊技术的具体操作方法。本类考题与本部分第一、二考题 3 选 2 抽题作答,每份试卷 2 题,每题 10 分,共 20 分。

1. 叙述并演示脉诊的操作。

【参考答案】

（1）医生指法：①选指：用左手或右手的食指、中指和无名指三个手指指目诊察。诊脉者的手指指端要平齐，手指略呈弓形，与受诊者体表约呈45°为宜。②布指：中指定关，先以中指按在掌后高骨内侧动脉处，然后食指按在关前定寸，无名指按在关后定尺。布指的疏密要与患者手臂长短与医生手指粗细相适应。定寸时可选取太渊穴所在位置，定尺时可考虑按寸到关的距离确定关到尺的长度以明确尺的位置。③运指：运用指力的轻重、挪移及布指变化以体察脉象，常用的指法有举、按、寻、循、总按和单诊等，注意诊察患者的脉位（浮沉、长短）、脉次（至数与均匀度）、脉形（大小、软硬、紧张度等）、脉势（强弱与流利度）及左右手寸关尺各部表现。

（2）平息：医生保持呼吸调匀，清心宁神，可以自己的呼吸计算病人的脉搏至数，另一方面，平息有利于医生思想集中，可以仔细地辨别脉象。

（3）切脉时间：一般每次诊脉每手应不少于1分钟，两手以3分钟左右为宜。诊脉时应注意每次诊脉的时间至少应在五十动。

2. 叙述并演示舌诊的操作。

【参考答案】

①医者的姿势可略高于病人,保证视野平面略高于病人的舌面,以便俯视舌面。②注意光线必须直接照射于舌面,使舌面明亮,以便于正确进行观察。③先察舌质,再察舌苔。察舌质时先查舌色,次察舌形,再察舌态。查舌苔时,先察苔色,次察苔质,再察舌苔分布。对舌分部观察时,先看舌尖,再看舌中舌边,最后观察舌根部。④望舌时做到迅速敏捷,全面准确,时间不可太长,若一次望舌判断不准确,可让病人休息3~5分钟后重新望舌。⑤对病人伸舌时不符合要求的姿势,医生应予以纠正。⑥当舌苔过厚,或者出现与病情不相符合的苔质、苔色,为确定其有根、无根,或是否染苔等,可结合揩舌或刮舌法,也可直接询问患者在望舌前的饮食、服用药物等情况,以便正确判断。⑦望舌过程中还可穿插对舌部味觉、感觉等情况的询问,以便全面掌握舌诊资料。⑧观察舌下络脉:嘱病人尽量张口,舌尖向上腭方向翘起并轻轻抵于上腭,舌体自然放松,勿用力太过,使舌下络脉充分暴露。首先观察舌系带两侧大络脉的颜色、长短、粗细,有无怒张、弯曲等异常改变,然后观察周围细小络脉的颜色和形态有无异常。

3. 叙述并演示诊察小儿食指脉络的操作。

【参考答案】

诊察小儿指纹时,令家长抱小儿面向光亮,医生用左手握住小儿的手,对3岁以下小儿,可用右手大拇指按于小儿掌后高骨部脉上,不分三部,以定至数为主。3~5岁者,以高骨中线为关,以一指向两侧转动以寻察三部。6~8岁者,可挪动拇指诊三部。9~10岁者,可以次第下指,依寸、关、尺三部诊脉。10岁以上者,按成人三部脉法进行辨析。

4. 叙述并演示腹部望诊的操作。

【参考答案】

观察腹部是否平坦,注意有无胀大、凹陷及局部膨隆。观察腹式呼吸是否存在或有无异常。观察腹壁有无青筋暴露、怒张及突起等。

5. 叙述并演示虚里按诊的操作。

【参考答案】

一般病人采取坐位和仰卧位,医生位于病人右侧,用右手全掌或指腹平抚左乳下第四、五肋间,乳头下稍内侧的心尖搏动处,并调节压力,注意诊察其动气之强弱、至数和聚散等。按诊内容包括有无搏动、搏动部位及范围、搏动强度和节律、频率、聚散等。

6. 叙述并演示诊尺肤的操作。

【参考答案】

诊左尺肤时,医生用右手握住病人上臂近肘处,左手握住病人手掌,同时向桡侧转前臂,使前臂内侧面向上平放,尺肤部充分暴露,医生用指腹或手掌平贴尺肤处并上下滑动来感觉尺肤的寒热、滑涩、缓急(紧张度)。诊右尺肤时,医生操作手法同上,左、右手置换位置,方向相反。

第二部分 体格检查

叙述并演示西医体格检查的具体操作方法。每份试卷1题,每题5分,共5分。

1. 叙述并演示双手触诊肝脏的检查方法。

【参考答案】

检查时被检者取仰卧位，双腿稍屈曲，使腹壁松弛，检查者位于被检者右侧，用左手掌托住被检者右后腰，左手拇指张开置于右肋缘，将右手掌平放于被检者右侧腹壁上，腕关节自然伸直，四指并拢，掌指关节伸直，以食指前端的桡侧或食指与中指指端对着肋缘，自髂前上棘连线水平，分别沿右锁骨中线、前正中线自下而上触诊。被检者吸气时，右手随腹壁隆起抬高，但上抬速度要慢于腹壁的隆起，并向季肋缘方向触探肝缘。呼气时，腹壁松弛并下陷，触诊手应及时向腹深部按压，如肝脏肿大，则可触及肝下缘从手指端滑过。若未触及，则反复进行，直至触及肝脏或肋缘。

2. 叙述并演示甲状腺后位的触诊方法。

【参考答案】

一手食、中指施压于一侧甲状软骨,将气管推向对侧,另一手拇指在对侧胸锁乳突肌后缘向前推挤甲状腺,食、中指在其前缘触诊甲状腺,配合吞咽动作,重复检查。用同样方法检查另一侧甲状腺。

3. 叙述并演示血压的测量方法。

【参考答案】

被检者安静休息至少5分钟,采取坐位或仰卧位,裸露右上臂,伸直并外展45°,肘部置于与右心房同一水平(坐位平第4肋软骨,仰卧位平腋中线)。让被检者脱下右侧衣袖,露出手臂,将袖带平展地缚于上臂,袖带下缘距肘窝横纹2~3cm,松紧适宜。检查者先于肘窝处触知肱动脉搏动,将听诊器体件置于肱动脉上,轻压听诊器体件。然后用橡皮球将空气打入袖带,待动脉音消失,再将汞柱升高20~30mmHg,开始缓慢(2~6mmHg/s)放气,听到第一个声音时所示的压力值是收缩压;继续放气,声音消失时血压计上所示的压力值是舒张压(个别声音不消失者,可采用变音值作为舒张压并加以注明)。测压时双眼平视汞柱表面,根据听诊结果读出血压值。

4. 叙述并演示心脏听诊区的检查方法。

【参考答案】
（1）二尖瓣区：一般位于第 5 肋间左锁骨中线内侧。
（2）主动脉瓣区：①主动脉瓣区：位于胸骨右缘第 2 肋间。②主动脉瓣第二听诊区：位于胸骨左缘第 3、4 肋间，动脉瓣关闭不全时的舒张期杂音在此区最响。
（3）肺动脉瓣区：在胸骨左缘第 2 肋间。
（4）三尖瓣区：在胸骨体下端近剑突偏右或偏左处。

5. 叙述并演示振水音的检查方法。

【参考答案】

被检者取仰卧位，检查者用耳凑近被检者上腹部或将听诊器体件放于此处，然后用稍弯曲的手指以冲击触诊法连续迅速冲击其上腹部，如听到胃内液体与气体相撞击的声音，称为振水音。也可用双手左右摇晃患者上腹部以闻及振水音。正常人餐后或饮入多量液体时，上腹部可出现振水音，但若在空腹或餐后 6~8 小时以上仍有此音，则提示胃内有液体潴留，见于胃扩张、幽门梗阻及胃液分泌过多等。

6. 叙述并演示脾脏触诊的检查方法。

【参考答案】

脾脏明显肿大而位置较表浅时,用单手浅部触诊即可触及。如肿大的脾脏位置较深,则用双手触诊法进行检查。被检者取仰卧位,双腿稍屈曲,检查者左手绕过被检者腹部前方,手掌置于其左腰部第7～10肋处,将脾从后向前托起。右手掌平放于上腹部,与肋弓成垂直方向,以稍弯曲的手指末端轻压向腹部深处,随被检者腹式呼吸运动,由下向上逐渐移近左肋弓,直到触及脾缘或左肋缘。脾脏轻度肿大而仰卧位不易触及时,可嘱被检者改为右侧卧位,右下肢伸直,左下肢屈髋、屈膝,用双手触诊较易触及。触及脾脏后应注意其大小、质地、表面形态、有无压痛及摩擦感等。

7. 叙述并演示腹部压痛及反跳痛的检查方法。

【参考答案】

被检者取仰卧位,检查者手法宜轻柔并由浅入深地触诊,如发生疼痛即为压痛。先触诊正常部位,再触诊其邻近部位,最后触诊疼痛部位。当患者腹壁出现压痛时,检查者用并拢的 2~3 个手指压于原处稍停片刻,给患者一个适应过程,使压痛感觉趋于稳定,然后迅速将手抬起,如果此时患者感觉腹痛加重,并伴痛苦表情,即为反跳痛。

第三部分 西医基本操作

考查无菌操作、心肺复苏术等常用西医基本操作技能。每份试卷1题,每题5分,共5分。

1. 叙述并演示脱隔离衣的操作。

【参考答案】
①解开腰带,在前面打一活结。②解开两袖口,在肘部将部分袖子套塞入袖内,便于消毒双手。③消毒清洗双手后,解开领扣,右手伸入左手腕部套袖内,拉下袖子过手;用遮盖着的左手握住右手隔离衣袖子的外面,将右侧袖子拉下,双手转换渐从袖管中退出。④用左手自衣内握住双肩肩缝撤右手,再用右手握住衣领外面反折,脱出左手。⑤左手握住领子,右手将隔离衣两边对齐,挂在衣钩上。若挂在半污染区,隔离衣的清洁面向外,若挂在污染区,则污染面朝外。

2. 叙述并演示心肺复苏胸外按压的操作。

【参考答案】

①按压部位：两乳头连线中点（胸骨下半段）。②按压方法：用左手掌根部紧贴患者的胸部，右手掌根部重叠其上，两手手指相扣，左手五指翘起，上半身稍向前倾，双肩位于患者正上方，保持前臂与患者胸骨垂直，双臂伸直（肘关节伸直），用上半身力量用力垂直向下按压，放松时要使胸壁充分回复，放松时掌根不能离开胸壁。③按压要求：按压深度，成人胸骨下陷 5~6cm，按压频率 100~120 次/分，压放时间比为 1:1。连续按压 30 次后给予人工呼吸 2 次，多位施救者在现场心肺复苏时，每 2 分钟或 5 个心肺复苏循环后，应相互轮换按压，以保证按压质量。

3. 叙述并演示橡皮止血带止血法的操作。

【参考答案】

抬高患肢,将软布料、棉花等软织物衬垫于止血部位皮肤上。扎止血带时手掌心向上,手背贴紧肢体,止血带一端用虎口夹住,留出长约10cm的一段,另一手拉较长的一端,适当拉紧拉长,绕肢体2~3圈,以前一手的食指和中指夹住橡皮带末端用力拉下,使之压在紧缠的橡皮带下面即可。

4. 叙述并演示肥皂水刷手法的操作。

【参考答案】

①按普通洗手方法将双手及前臂用肥皂和清水洗净。②用消毒毛刷蘸取消毒肥皂液交替刷洗双手及手臂,从指尖到肘上10cm。刷手时尤应注意甲缘、甲沟、指蹼等处刷完一遍,指尖朝上肘向下,用清水冲洗手臂上的肥皂水。然后,另换一消毒毛刷,同法进行第二、三遍刷洗,每一遍比上一遍低2cm(分别为肘上10cm、8cm、6cm)。共约10分钟。③每侧用一块无菌毛巾从指尖至肘部擦干,擦过肘部的毛巾不可再擦手部。④将双手及前臂浸泡在75%乙醇桶内5分钟,浸泡范围至肘上6cm处。若有乙醇过敏,可改用0.1%苯扎溴铵溶液浸泡,也可用1∶5000氯己定(洗必泰)溶液浸泡3分钟。⑤浸泡消毒后,保持拱手姿势待干,双手不得下垂,不能接触未经消毒的物品。

5. 叙述并演示口对口人工呼吸的操作。

【参考答案】

施救者一只手的拇指和食指捏住患者鼻翼,用小鱼际按患者前额,另一只手固定患者下颌,开启口腔。施救者双唇严密包住患者口唇,平静状态下缓慢吹气,吹气时观察胸廓是否隆起。吹气时间每次不少于1秒,每次送气量500~600mL,以胸廓抬起为有效。吹气完毕,松开患者口鼻,使患者的肺和胸廓自然回缩,将气体排出,重复吹气一次,与心脏按压交替进行,吹气按压比为2:30。

6. 叙述并演示普通伤口换药的操作。

【参考答案】

①去除敷料。先用手取下外层敷料（勿用镊子），再用1把镊子取下内层敷料。揭除内层敷料应轻巧，一般应沿伤口长轴方向揭除，若敷料干燥并粘贴在创面上则不可硬揭，应先用生理盐水浸湿后再揭去，以免创面出血。②双手执镊，左手镊子从换药碗中夹无菌物品，并传递给右手镊子，两镊不可相碰。③用碘酊、75%酒精棉球由内向外消毒伤口及周围皮肤，沿切口方向，范围距切口3~5cm擦拭2~3遍。④无菌敷料覆盖伤口，距离切口边缘3cm以上，一般用8~10层纱布，胶布固定，贴胶布方向应与肢体或躯干长轴垂直。

7. 叙述并演示手术区消毒的操作。

【参考答案】

准备好消毒用品（卵圆钳、消毒剂、棉球或纱布），皮肤消毒先用碘伏（或0.5%安尔碘）棉球或小纱布团由手术区中心向四周涂擦顺序涂擦3遍，第二、三遍都不能超出上一遍的范围。如为感染伤口或会阴、肛门等处手术，则应从外周向感染伤口或会阴肛门处涂擦。消毒范围应包括手术切口周围半径15cm的区域。

第三站 临床答辩

第一部分 中医问诊答辩

根据试题提供的"患者主诉",回答如何询问现病史及相关病史。每份试卷1题,每题10分,共10分。

1. 患者，男，50岁。昏迷2天。

【参考答案】

(1) 现病史

1) 主诉及相关的鉴别诊断

①发病的病因和诱因。

②根据主诉询问(性质、程度、持续时间、加重与缓解因素,以前有无类似发作)。

③伴随症状询问(根据本系统相关病史询问如头痛、半身不遂、喉间痰鸣、呕吐等)。

④发病以来饮食、睡眠、二便、体重有无变化。

2) 诊疗经过

①是否做过诊治,做过哪些检查,如 B 型超声、颅脑 CT 等。

②治疗和用药情况,如是否应用过抗生素治疗,如用过,是哪一种,效果如何。

(2) 相关病史

1) 药物、食物过敏史。

2) 与该病有关的其他病史,既往类似发作,手术外伤史,有无糖尿病、结核病或服用免疫抑制剂病史,有无烟酒嗜好,有无肿瘤病家族史,婚育史及不洁性交史。

2. 患者，女，30岁。产后3天，寒战高热2小时。

【参考答案】

(1) 现病史

1) 主诉及相关的鉴别诊断

①发病的病因和诱因。

②根据主诉询问(性质、程度、持续时间、加重与缓解因素,以前有无类似发作)。

③伴随症状询问(根据本系统相关病史询问如头痛、恶心、呕吐、恶寒等)。

④发病以来饮食、睡眠、二便、体重有无变化。

2) 诊疗经过

①是否做过诊治,做过哪些检查,如 B 型超声、CT 等。

②治疗和用药情况,如是否应用过抗生素治疗,如用过,是哪一种,效果如何。

(2) 相关病史

1) 药物、食物过敏史。

2) 与该病有关的其他病史,既往类似发作,手术外伤史,有无糖尿病、结核病、妇科病或服用免疫抑制剂病史,有无烟酒嗜好,有无肿瘤病家族史,月经史、婚育史及不洁性交史。

3. 患者,男,50岁。喘促短气,呼吸困难1个月。

【参考答案】

(1) 现病史

1) 主诉及相关的鉴别诊断

①发病的病因和诱因。

②根据主诉询问（性质、程度、持续时间、加重与缓解因素，以前有无类似发作）。

③伴随症状询问（根据本系统相关病史询问如胸部胀闷、咳痰、头痛、恶寒、发热等）。

④发病以来饮食、睡眠、二便、体重有无变化。

2) 诊疗经过

①是否做过诊治，做过哪些检查，如肺功能、胸部X线、胸部CT等。

②治疗和用药情况，如是否应用过抗生素治疗，如用过，是哪一种，效果如何。

(2) 相关病史

1) 药物、食物过敏史。

2) 与该病有关的其他病史，既往类似发作，手术外伤史，有无糖尿病、结核病或服用免疫抑制剂病史，有无烟酒嗜好，有无肿瘤病家族史，婚育史及不洁性交史。

4. 患者,男,48岁。心悸,胸闷伴下肢浮肿 1 月余。

【参考答案】

(1) 现病史

1) 主诉及相关的鉴别诊断

①发病的病因和诱因。

②根据主诉询问(性质、程度、持续时间、加重与缓解因素,以前有无类似发作)。

③伴随症状询问(根据本系统相关病史询问如恶心、呕吐、心烦、喘促、头晕等)。

④发病以来饮食、睡眠、二便、体重有无变化。

2) 诊疗经过

①是否做过诊治,做过哪些检查,如血、尿、粪常规,胸部X线,超声心动图等。

②治疗和用药情况,如是否应用过抗生素治疗,如用过,是哪一种,效果如何。

(2) 相关病史

1) 药物、食物过敏史。

2) 与该病有关的其他病史,既往类似发作,手术外伤史,有无糖尿病、结核病或服用免疫抑制剂病史,有无烟酒嗜好,有无肿瘤病家族史,婚育史及不洁性交史。

5. 患者,女,30岁。胸痛1周。

【参考答案】

(1) 现病史

1) 主诉及相关的鉴别诊断

①发病的病因和诱因。

②根据主诉询问(疼痛性质如闷痛、钝痛等,疼痛程度,加重及缓解因素,以前有无类似发作)。

③伴随症状询问(根据本系统相关病史询问如发热、咳嗽、咳痰、恶心、呕吐、心悸等)。

④发病以来饮食、睡眠、二便、体重有无变化。

2) 诊疗经过

①是否做过诊治,做过哪些检查,如血、尿、粪常规,胸部 X 线,心电图等。

②治疗和用药情况,如是否应用过抗生素治疗,如用过,是哪一种,效果如何。

(2) 相关病史

1) 药物、食物过敏史。

2) 与该病有关的其他病史,既往类似发作,手术外伤史,有无高血压、糖尿病、结核病、妇科病或服用免疫抑制剂病史,有无烟酒嗜好,有无肿瘤病家族史,月经史、婚育史及不洁性交史。

6. 患者,女,40岁。骨蒸潮热3天。

【参考答案】

(1) 现病史

1) 主诉及相关的鉴别诊断

①发病的病因和诱因。

②根据主诉询问（性质、程度、加重及缓解因素，以前有无类似发作）。

③伴随症状询问（根据本系统相关病史询问如头晕、神疲、自汗、盗汗等）。

④发病以来饮食、睡眠、二便、体重有无变化。

2) 诊疗经过

①是否做过诊治，做过哪些检查，如血、尿、粪常规，X线，CT等。

②治疗和用药情况，如是否应用过抗生素治疗，如用过，是哪一种，效果如何。

(2) 相关病史

1) 药物、食物过敏史。

2) 与该病有关的其他病史，既往类似发作，手术外伤史，有无高血压、糖尿病、结核病、妇科病或服用免疫抑制剂病史，有无烟酒嗜好，有无肿瘤病家族史，月经史、婚育史及不洁性交史。

7. 患者，男，30岁。四肢抽搐1小时。

【参考答案】
(1) 现病史
1) 主诉及相关的鉴别诊断
①发病的病因和诱因。
②根据主诉询问(性质、程度、加重及缓解因素,以前有无类似发作)。
③伴随症状询问(根据本系统相关病史询问如眩晕、胸闷、乏力、痰多等)。
④发病以来饮食、睡眠、二便、体重有无变化。
2) 诊疗经过
①是否做过诊治,做过哪些检查,如脑电图、CT等。
②治疗和用药情况,如是否应用过抗生素治疗,如用过,是哪一种,效果如何。
(2) 相关病史
1) 药物、食物过敏史。
2) 与该病有关的其他病史,既往类似发作,手术外伤史,有无高血压、心脏病、结核病或服用免疫抑制剂病史,有无烟酒嗜好,婚育史及不洁性交史。

8. 患者,女,20岁。转移性右下腹疼痛12小时。

【参考答案】

(1) 现病史

1) 主诉及相关的鉴别诊断

①发病的病因和诱因。

②根据主诉询问（性质、程度、加重及缓解因素，以前有无类似发作）。

③伴随症状询问（根据本系统相关病史询问如发热、恶心、纳减、腹泻等）。

④发病以来饮食、睡眠、二便、体重有无变化。

2) 诊疗经过

①是否做过诊治，做过哪些检查，如血常规、腹腔穿刺检查、CT 等。

②治疗和用药情况，如是否应用过抗生素治疗，如用过，是哪一种，效果如何。

(2) 相关病史

1) 药物、食物过敏史。

2) 与该病有关的其他病史，既往类似发作，手术外伤史，有无高血压、心脏病、妇科病、结核病或服用免疫抑制剂病史，有无烟酒嗜好，月经史、婚育史及不洁性交史。

9. 患者，男，14岁。排便时肛门肿物脱出2天。

【参考答案】

（1）现病史

1）主诉及相关的鉴别诊断

①发病的病因和诱因。

②根据主诉询问（性质、程度、加重及缓解因素，以前有无类似发作）。

③伴随症状询问（根据本系统相关病史询问如肛周瘙痒、肛门灼热、便血等）。

④发病以来饮食、睡眠、二便、体重有无变化。

2）诊疗经过

①是否做过诊治，做过哪些检查，如血、尿、粪常规，X线等。

②治疗和用药情况，如是否应用过抗生素治疗，如用过，是哪一种，效果如何。

（2）相关病史

1）药物、食物过敏史。

2）与该病有关的其他病史，既往类似发作，手术外伤史，有无高血压、心脏病、结核病或服用免疫抑制剂病史，有无烟酒嗜好，不洁性交史。

第二部分　中医答辩

一、疾病的辨证施治

考查疾病的辨证施治、诊断依据、辨证要点、治疗原则、方药等。本类考题与本部分第二、三、四考题 4 选 1 抽题作答，每份试卷 1 题，每题 5 分，共 5 分。

本部分考点与第一站相同。请参考第一站考点的相关内容。

二、针灸常用腧穴主治病证

口述题目要求的针灸腧穴主治病证。本类考题与本部分第一、三、四考题 4 选 1 抽题作答，每份试卷 1 题，每题 5 分，共 5 分。

1. 回答列缺的主治病证。

【参考答案】

①咳嗽、气喘、咽喉肿痛等肺系病证。②头痛、齿痛、项强、口眼㖞斜等头面部疾患。③手腕痛。

2. 回答迎香的主治病证。

【参考答案】
①鼻塞、鼽衄等鼻病。②口㖞、面痒等面部病证。③胆道蛔虫症。

3. 回答合谷的主治病证。

【参考答案】

①头痛、目赤肿痛、鼻衄、齿痛、口眼㖞斜、耳聋等头面五官诸疾。②发热恶寒等外感病证。③热病无汗或多汗。④经闭、滞产等妇产科病证。⑤上肢疼痛、不遂。⑥牙拔除术、甲状腺手术等口面五官及颈部手术针麻常用穴。

4. 回答足三里的主治病证。

【参考答案】

①胃痛、呕吐、噎膈、腹胀、腹泻、痢疾、便秘等胃肠病证。②下肢痿痹。③心悸、眩晕、癫狂等神志病。④乳痈、肠痈等外科疾患。⑤虚劳诸证,为强壮保健要穴。

5. 回答孔最的主治病证。

【参考答案】
①咯血、鼻衄、咳嗽、气喘、咽喉肿痛等肺系病证。②肘臂挛痛。③痔血。

6. 回答大陵的主治病证。

【参考答案】

①心痛,心悸,胸胁满痛。②胃痛、呕吐、口臭等胃腑病证。③喜笑悲恐、癫狂痫等神志病证。④臂、手挛痛。

三、针灸异常情况处理

口述题目要求的针灸异常情况的处理步骤和注意事项。本类考题与本部分第一、二、四考题 4 选 1 抽题作答,每份试卷 1 题,每题 5 分,共 5 分。

1. 试述拔罐治疗后出现水泡的处理。

【参考答案】
①局部出现小水泡,只要注意不擦破,可任其自然吸收。②如水泡较大,对局部皮肤严格消毒后,可用消毒的三棱针或粗毫针刺破水泡,放出水液,或用无菌的一次性注射器针抽出水液,再涂以烫伤油等,并以纱布包敷,每日更换药膏1次,直至结痂。注意不要擦破泡皮。

2. 试述针刺治疗时发生晕针的处理。

【参考答案】

①立即停针、起针。②平卧、宽衣、保暖。③症状轻者静卧休息,给予温开水或糖水,即可恢复。④在上述处理的基础上,可针刺人中、素髎、内关、涌泉、足三里等穴,或温灸百会、气海、关元等。尤其是艾灸百会,对晕针有较好的疗效,可用艾条于百会穴上悬灸,至知觉恢复,症状消退。⑤经以上处理,仍不省人事,呼吸细微,脉细弱者,要及时配合现代急救处理措施,如人工呼吸等。轻者,经前三个步骤处理即可渐渐恢复;重者,应及时进行后两个步骤。

3. 试述针刺治疗时出现弯针的处理。

【参考答案】

出现弯针后,不得再行提插、捻转等手法。①若针柄轻微弯曲者,应慢慢将针起出。②若弯曲角度过大,应轻微摇动针体,并顺着针柄倾斜的方向将针退出。③若针体发生多个弯曲,应根据针柄的倾斜方向分段慢慢向外退出,切勿猛力外拔,以防造成断针。④若因患者体位改变所致者,应嘱患者慢慢恢复到原来体位,局部肌肉放松后再将针缓慢起出。

4. 试述针刺治疗时发生断针的处理。

【参考答案】

（1）嘱患者不要惊慌乱动，令其保持原有体位，以免针体向肌肉深层陷入。

（2）根据针体残端的位置采用不同的方法将针取出：①若针体残端尚有部分露在体外，可用手或镊子取出。②若残端与皮肤面相平或稍低，尚可见到残端时，可用手向下挤压针孔两旁皮肤，使残端露出体外，再用镊子取出。③若断针残端全部没入皮内，但距离皮下不远，而且断针下还有强硬的组织（如骨骼）时，可由针旁外面向下轻压皮肤，利用该组织将针顶出。④若断针下面为软组织，可将该部肌肉捏住，将断针残端向上托出。⑤断针完全陷没在皮肤之下，无法取出者，应在 X 线下定位，手术取出。⑥如果断针在重要脏器附近，或患者有不适感觉及功能障碍时，<u>应立即采取外科手术方法处理</u>。

四、常见急症的针灸治疗

口述题目要求的常见急症的针灸治疗的治法(3分)、主穴、配穴等内容。本类考题与本部分第一、二、三考题4选1抽题作答,每份试卷1题,每题5分,共5分。

1. 针灸治疗晕厥的治法、主穴。

【参考答案】

治法：苏厥醒神。以督脉穴为主。

主穴：水沟、内关、涌泉。

2. 针灸治疗牙痛的治法、主穴。

【参考答案】

治法：祛风泻火，通络止痛。取手、足阳明经穴为主。

主穴：合谷、颊车、下关。

3. 针灸治疗中风中经络的治法、主穴。

【参考答案】

治法：疏通经络，醒脑调神。取督脉、手厥阴及足太阴经穴为主。

主穴：水沟、内关、三阴交、极泉、尺泽、委中。

4. 针灸治疗偏头痛的治法、主穴。

【参考答案】

治法：疏肝泄胆，通经止痛。取手足少阳、足厥阴经穴以及局部穴为主。

主穴：率谷、阿是穴、风池、外关、足临泣、太冲。

5. 针灸治疗踝扭伤的治法、主穴。

【参考答案】

治法：祛瘀消肿，舒筋通络。取扭伤局部腧穴为主。

主穴：阿是穴、申脉、解溪、丘墟。

第三部分 双重诊断答辩

本类题目提供一个病例的相关资料,要求考生依据所提供的中医四诊等临床资料说出该病例的中医病证诊断及西医诊断。每份试卷1题,每题10分,共10分。

1. 陈某，男，66 岁，退休。2015 年 3 月 13 日就诊。

患者呼吸气促困难 3 天。3 天前受凉后出现鼻、咽、眼、耳发痒，喷嚏，鼻塞，流涕，咳嗽，气促，喉中痰涎壅盛。现症见：呼吸气促困难，喉中痰鸣，鸣声如吹哨笛，咳痰黏腻难出，喘急胸满，胸部憋塞，但坐不得卧，无发热恶寒，面色青暗，舌苔厚浊，脉滑。

查体：T：36.9℃，P：75 次/分，R：23 次/分，BP：135/80mmHg。肺部叩诊呈过清音，听诊两肺满布哮鸣音。

辅助检查：血液检查：嗜酸性粒细胞增多。痰液检查：涂片镜检可见较多嗜酸性粒细胞。

做出中医病证诊断及西医疾病诊断。

【参考答案】

中医病证诊断：哮证（风痰哮证）。

西医疾病诊断：支气管哮喘。

2. 李某,女,30岁,教师。2016年2月10日就诊。

患者1年前因工作压力大出现乳房肿块,月经前乳房胀痛,经后消失,肿块随喜怒消长,伴有胸闷胁胀,善郁易怒,失眠多梦,心烦口苦,曾服散结片治疗,效果不明显。平素身体健康。苔薄黄,脉弦滑。

查体:T:36.8℃,P:80次/分,R:18次/分,BP:120/80mmHg。乳房内触之有片块样肿块,质韧,边界清,压痛明显。

辅助检查:X线示可见乳腺内表现为斑片状、结节状密度增高影,密度不均,边缘不清,形态不规则,有时呈块状或毛玻璃样密度增高影。B超可现乳腺组织增厚,局限性或弥漫性圆形或椭圆型液性暗区及不均质的低回声区,囊壁较厚,边缘光滑。

做出中医病证诊断及西医疾病诊断。

【参考答案】

中医病证诊断：乳癖（肝郁痰凝证）。

西医疾病诊断：乳腺增生病。

3. 陈某，女，56 岁，农民。2014 年 3 月 19 日初诊。

患者咳嗽，低热 1 月余。1 个月前因照料家中肺结核病人后出现咳嗽，咳少量白痰。伴低热，盗汗，经胸片诊断为肺结核，现三联抗痨治疗。现症见：干咳，咳声短促，咳少量黏白痰，痰中带血丝或血点，色鲜红，胸部隐痛，午后手足心热，皮肤干灼，口干咽燥，轻微盗汗，疲倦乏力，纳食不香，舌边尖红，苔薄白，脉细数。

查体：T：38.5℃，P：80 次/分，R：25 次/分，BP：140/80mmHg。肺部叩诊呈浊音。听诊可闻及支气管呼吸音和细湿啰音。

辅助检查：X 线示上叶尖后段表现为密度较淡，边缘模糊。结核菌检查：抗酸杆菌阳性。

做出中医病证诊断及西医疾病诊断。

【参考答案】

中医病证诊断：肺痨（肺阴亏损证）。

西医疾病诊断：肺结核。

4. 郭某,男,68 岁,已婚,工人。2015 年 2 月 15 日初诊。

患者因 3 天前天气炎热,在室外工作大量汗出,饮水不足而发病。2 天来尿频、尿急,尿道灼热疼痛,小便浑浊如米泔水样,置之容器中沉淀有絮状,心烦口渴。

查体:T:38.2℃,P:99 次/分,R:18 次/分,BP:120/80mmHg。下腹部压痛。肋腰点压痛,肾区叩击痛。舌质红,苔黄腻,脉濡而数。

辅助检查:血常规:WBC 12.8×10^9/L,N 76%。尿常规:尿中有大量红细胞、白细胞;尿培养细菌阳性。

做出中医病证诊断及西医疾病诊断。

【参考答案】
中医病证诊断:淋证(膏淋)。
西医疾病诊断:尿路感染。

5. 刘某，男，60岁，已婚，退休。

患者有胃病史十余年，常常觉脘腹不适，恶心呕吐清水涎沫，伴有嗳气泛酸，头晕目眩，纳差，神疲，腹中冷痛，手足不温，口渴不欲饮，曾在当地医院，经胃钡餐X线透视无异常发现。最近1周，由于工作劳累，饮食不规律，恶心呕吐加重，每日呕吐5~6次，多为清水涎沫，食后腹胀，无口苦，头晕神疲，四肢不温。

查体：T：36℃，P：80次/分，R：18次/分，BP：120/80mmHg。表情痛苦，面白少华，形体消瘦，腹平软，无明显压痛，肝脾未触及，肠鸣音稍活跃，胃中无振水声。舌质淡，苔薄白，脉濡细而沉。

辅助检查：胃镜示：慢性糜烂性胃炎。

做出中医病证诊断及西医疾病诊断。

【参考答案】

中医病证诊断：胃痛（脾胃阳虚证）。

西医疾病诊断：慢性胃炎。

6. 刘某，女，2岁9个月。2015年4月23日初诊。

患儿1天前因饮食不节出现呕吐，呕吐3次，呕吐物为未消化饮食，气味酸腐，外用丁桂儿脐贴无明显效果，随即出现腹泻，日行5~6次。现症见：大便稀溏，夹有未消化食物残渣，气味酸臭，日行5~6次，脘腹胀满，腹痛，恶心呕吐，嗳气酸馊，口臭，纳差，夜眠不安，舌红苔黄厚腻，指纹滞。

查体：T：37.1℃，P：60次/分，R：20次/分，BP：110/60mmHg。腹部胀满、听诊可闻及肠鸣音亢进。

辅助检查：大便常规：脂肪球，WBC（+），RBC（+）。

做出中医病证诊断及西医疾病诊断。

【参考答案】

中医病证诊断：泄泻（伤食证）。

西医疾病诊断：小儿腹泻。

7. 李某，女，40岁，工人。2016年8月23日初诊。

患者平素常性情烦躁，近1个月来反复头痛头胀，时伴眩晕，遇劳加剧，自觉心烦易怒，夜眠不安，时兼胁痛，大便干结，遂来就诊。面红目赤，口苦而渴，舌红，苔薄黄，脉弦有力。

查体：T：36.2℃，P：80次/分，R：18次/分，BP：170/110mmHg。

辅助检查：眼底检查：动脉硬化Ⅱ级。心脏听诊：A2＞P2。B超检查：肝、胆、胰、脾、肾未见异常。

做出中医病证诊断及西医疾病诊断。

【参考答案】
中医病证诊断：头痛（肝阳上亢）。
西医疾病诊断：2级高血压。

8. 郭某，男，68 岁，已婚，工人。2015 年 8 月 30 日初诊。

患者 2 年前睡眠醒后发现左侧上下肢体不能活动，为寻求康复来诊。现症见：左侧上下肢软瘫，不能动弹，右侧肢体能举动，但力量稍弱，语言謇涩，形盛体丰，面色暗淡无华。

查体：T：36.2℃，P：80 次/分，R：18 次/分，BP：120/80mmHg。面色暗淡无华，左侧上下肢肌力均为 0 级，右上肢肌力 4 级，右下肢肌力 3 级。舌质紫暗，苔灰腻，脉细。

辅助检查：头颅 CT：左侧颞叶见点片状低密度灶，边界较清，左侧枕叶见小斑片状低密度灶，边界清楚，右侧基底节区可见扇形低密度灶，贴近颅骨内板。脑室系统形态、大小正常，脑中线结构居中。

做出中医病证诊断及西医疾病诊断。

【参考答案】
中医病证诊断:中风(气虚血瘀证)。
西医疾病诊断:脑梗死。

9. 关某,男,50岁,已婚,工人。2016年7月12日初诊。

患者晨起双手关节活动不利十余年。双手关节刺痛,关节僵硬,肿大变形,屈伸不利3年余。关节肌肤紫暗,肿胀,按之较硬,肢体顽麻,面色暗黑,眼睑浮肿,胸闷痰多。

查体:T:38℃,P:100次/分,R:18次/分,BP:120/80mmHg。双手多个近端指指关节、掌指关节痛及压痛,肿胀,多为对称性,同时伴有关节功能障碍。舌质紫暗,有瘀斑,苔白腻,脉弦涩。

辅助检查:血常规:白细胞 5.5×10^9/L,中性粒细胞68%,血红蛋白102g/L,血沉112mm/h,RF 40~80IU/mL。双手X线片:双手近端、远端关节变形,间隙明显变窄,骨质密度减低。

做出中医病证诊断及西医疾病诊断。

【参考答案】

中医病证诊断：痹证（痰瘀痹阻证）。

西医疾病诊断：类风湿关节炎。

10. 张某，女，26 岁，工人。2014 年 6 月 23 日初诊。

患者 1 天前无明显诱因出现胃痛，未予重视，后转移到脐周，最后右下腹疼痛，呈持续性、进行性加剧，恶心，平素身体健康，现症：右下腹局限性压痛，拒按，伴恶心纳差，发热，舌有瘀斑，舌苔白腻，脉弦紧或弦滑。患者月经正常。

查体：T：37.5℃，P：65 次/分，R：22 次/分，BP：120/80mmHg。麦氏点压痛、反跳痛明显。腹肌紧张。

辅助检查：血常规 WBC：13.6×10^9/L，尿常规 RBC（+）。

做出中医病证诊断及西医疾病诊断。

【参考答案】

中医病证诊断：肠痈（瘀滞证）。

西医疾病诊断：急性阑尾炎。

11. 谭某，女，50岁，工人。2015年5月20日初诊。

患者于10年前开始偶尔在饮酒或喝浓茶、咖啡后出现心慌，无其他不适，约一二分钟后自行缓解。10年来心慌症状有逐渐加重的趋势，但一直未予治疗。近1个月来，由于工作持续劳累，经常加班，导致症状明显增多，几乎每日发作，有时候持续一二个小时不能缓解。心慌气短，活动尤甚，眩晕乏力，面色无华。

查体：T：36.2℃，P：84次/分，R：20次/分，BP：120/80mmHg。心率98次/分，心律绝对不齐，肝脾未及，双下肢无浮肿。舌质淡，苔薄白，脉沉细。

辅助检查：心电图呈房颤律，心室率80次/分。24小时动态心电图提示发作性频发快速性房颤。

做出中医病证诊断及西医疾病诊断。

【参考答案】
中医病证诊断：心悸（气血不足证）。
西医疾病诊断：心律失常（心房颤动）。

12. 马某，男，28岁。2015年10月21日初诊。

患者1天前因开车时开空调受凉而出现恶寒发热，头痛，周身疼痛，鼻塞。体温最高39.5℃，服解热镇痛药汗出热降，而旋即复升，现恶寒剧，发热，无汗，头痛，周身酸痛，鼻塞，口不渴。

查体：T：37.2℃，P：94次/分，R：20次/分，BP：125/75mmHg。鼻腔黏膜充血、水肿，咽部轻度充血，双侧扁桃体不大。舌质淡，舌苔薄白，脉浮紧。

辅助检查：血常规：WBC 8.2×10^9/L，N 66%，CRP 8mg/dL。

做出中医病证诊断及西医疾病诊断。

【参考答案】

中医病证诊断:感冒(风寒束表证)。

西医疾病诊断:急性上呼吸道感染。

第四部分　西医答辩或临床判读

一、西医答辩

考查西医常见疾病的病因、症状、体征、诊断、治疗等方面的内容。本类考题与临床判读考题 2 选 1 抽题作答，每份试卷 1 题，每题 5 分，共 5 分。

1. 试述慢性肺源性心脏病代偿期的临床表现。

【参考答案】

①肺部原发疾病表现及急性呼吸道感染的表现：COPD 等原发病的症状与体征。肺部听诊常有干、湿啰音。②肺动脉高压和右心室肥大：肺动脉瓣区 S2 亢进。三尖瓣区出现收缩期杂音或剑突下触及心脏收缩期搏动。可出现颈静脉充盈、肝下缘肋下可触及以及下肢水肿。

2. 试述缺铁性贫血的病因。

【参考答案】
①铁的丢失过多:慢性失血是成人引起缺铁性贫血的最常见原因。如消化道出血见于溃疡病等,可因消化道出血过多而致贫血。阵发性睡眠性血红蛋白尿等引起的机械性溶血、长期血尿等,可因长期尿内失铁而致贫血;月经过多是育龄女性贫血最常见的原因。②铁摄入量不足:长期素食或肉食匮乏可造成铁摄入不足。③铁吸收不良:萎缩性胃炎和胃大部切除术后,或长期服用 H_2 受体拮抗剂或质子泵抑制剂,长期腹泻,胃空肠吻合导致食物不经十二指肠影响铁的吸收等。

3. 试述慢性肺源性心脏病急性发作期的治疗。

【参考答案】

①治疗前准备：明确病因，心肺功能状态，呼吸衰竭的类型及程度等。②控制感染：首选青霉素类、氨基糖苷类、氟喹诺酮类或头孢菌素类等。③纠正呼吸衰竭：给予控制性氧疗，应用呼吸中枢兴奋剂，必要时行机械通气。④纠正心力衰竭：积极控制感染，改善呼吸功能，经治疗心功能无改善者考虑应用利尿剂，一般不用强心剂。重者经以上治疗无效可适当应用强心剂。⑤抗凝治疗：应用低分子肝素。⑥应用糖皮质激素。⑦处理并发症：脑水肿时快速静滴甘露醇，兴奋、躁动时使用镇静剂等。

4. 试述慢性肺源性心脏病的并发症。

【参考答案】
①肺性脑病。②酸碱平衡失调及电解质紊乱。③心律失常。④休克。⑤消化道出血。⑥肾衰竭。

5. 试述消化性溃疡的临床表现。

【参考答案】
①症状：疼痛位于上腹部，胃溃疡疼痛部位多位于中上腹部或偏左，十二指肠溃疡疼痛多位于中上腹部偏右侧。腹痛呈节律性并与进食相关，十二指肠溃疡饥饿时疼痛，多在餐后3小时左右出现，进食后缓解，部分患者可有午夜痛；胃溃疡疼痛不甚规则，常在餐后1小时内发生，至下次餐前自行消失。腹痛的性质可为钝痛、灼痛、胀痛或饥饿痛。常有反酸、嗳气、恶心等消化道症状。少数患者可有失眠、多汗等全身症状。②体征：溃疡活动期上腹部可有局限性轻压痛，缓解期无明显体征。并发幽门梗阻、急性穿孔、上消化道出血时，出现相应体征。

6. 试述左心衰竭的临床表现。

【参考答案】

(1) 症状

1) 肺淤血症状：①呼吸困难：劳力性呼吸困难、夜间阵发性呼吸困难、端坐呼吸、急性肺水肿（心源性哮喘）；②咳嗽、咳痰、咯血。

2) 组织灌注不足的症状：体能下降、乏力、疲倦、记忆力减退、焦虑、失眠、尿量减少等。

(2) 体征

1) 肺部体征：随着病情由轻到重，肺部湿啰音可从局限于肺底部发展到全肺。病情严重出现心源性哮喘时，可闻及散在哮鸣音。

2) 心脏体征：心脏轻度扩大，心率加快，心音低钝，P2亢进，心尖区可闻及舒张期奔马律和（或）收缩期杂音，可触及交替脉等。

7. 试述糖尿病的慢性并发症。

【参考答案】

主要有糖尿病性肾脏病变、糖尿病性视网膜病变、糖尿病性心脏病变、糖尿病性脑血管病变、糖尿病性神经病变（周围神经病变、自主神经病变）、糖尿病足和其他（如白内障、青光眼、皮肤病等）。

二、临床判读

◆ **心电图**

考查西医诊断学中心电图的内容（看图作答）。本类考题与西医答辩考题 2 选 1 抽题作答，每份试卷 1 题，每题 5 分，共 5 分。

1. 心电图表现如下,作出心电图诊断。
(1) 提早出现的 QRS-T 波群,其前无提早出现的异位 P′波。
(2) QRS 波群形态宽大畸形,时间≥0.12s。
(3) T 波方向与 QRS 波群主波方向相反。
(4) 有完全性代偿间歇(即室性早搏前、后的两个窦性 P 波的时距等于窦性 P-P 间距的 2 倍)。

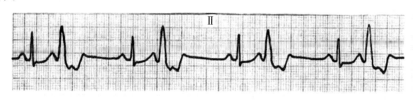

【参考答案】
室性期前收缩。

2. 心电图表现如下,作出心电图诊断。

(1) P 波消失,被一系列大小不等、间距不均、形态各异的心房颤动波(f 波)所取代,其频率为 350~600 次/分。

(2) R-R 间距绝对不匀齐,即心室率完全不规则。

(3) QRS 波群形态一般与正常窦性者相同。

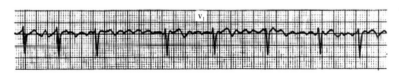

【参考答案】
心房颤动。

3. 心电图表现如下,作出心电图诊断。

(1) 提早出现的房性P波,形态与窦性P波不同。

(2) P′-R间期≥0.12s。

(3) 房性P波后有正常形态的QRS波群。

(4) 房性早搏后的代偿间歇不完全(房早前后的两个窦性P波的时距短于窦性P-P间距的2倍)。

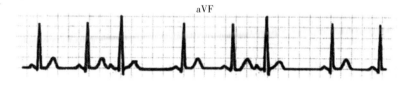

aVF

【参考答案】
房性期前收缩。

4. 心电图表现如下，作出心电图诊断。

QRS-T 波完全消失，被大小不等、极不匀齐的低小波所取代，频率为 200~500 次/分。

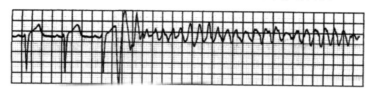

【参考答案】
心室颤动。

◆X 线片

考查西医诊断学中影像学的内容（看图作答）。本类考题与西医答辩考题 2 选 1 抽题作答，每份试卷 1 题，每题 5 分，共 5 分。

1. X线表现如下,分析其临床意义。
胸片可见渗液曲线,液体上缘呈外高内低边缘模糊的弧线样影。

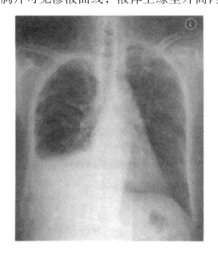 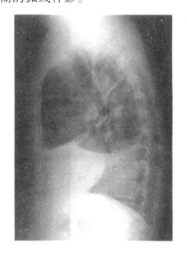

【参考答案】
右侧中等量胸腔积液。

2. X 线表现如下，分析其临床意义。

肺组织被气体压缩，于壁层胸膜与脏层胸膜之间形成无肺纹理的气胸区，气胸区占据肺野中外带。

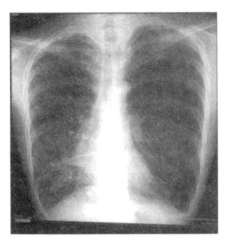
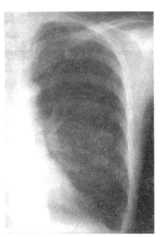

【参考答案】
左侧气胸。

3. X线表现如下,分析其临床意义。

主要征象为膈下游离气体,表现为双侧膈下线条状或新月状透光影。

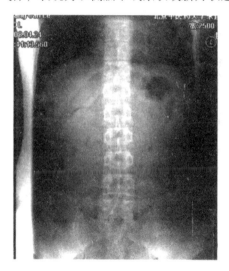

【参考答案】
急性胃肠穿孔。

◆实验室检查

考查西医诊断学中实验室检查的内容。本类考题与西医答辩考题 2 选 1 抽题作答,每份试卷 1 题,每题 5 分,共 5 分。

1. 患者男性，58 岁，血钾 6.3mmol/L，分析其临床意义。

【参考答案】

①肾脏排钾减少,如急慢性肾功能不全及肾上腺皮质功能减退等。②摄入或注射大量钾盐,超过肾脏排钾能力。③严重溶血或组织损伤。④组织缺氧或代谢性酸中毒时大量细胞内的钾转移至细胞外。

2. 患者女性，30 岁，血常规检查示 ESR 30mm/h。分析其临床意义。

【参考答案】
(1) 生理性增快:月经期、妊娠。
(2) 病理性增快:①各种炎症,如细菌性急性炎症、风湿热和结核病活动期。②损伤及坏死,如急性心肌梗死、严重创伤、骨折等。③恶性肿瘤。④各种原因导致的高球蛋白血症,如多发性骨髓瘤、感染性心内膜炎、系统性红斑狼疮、肾炎、肝硬化等。⑤贫血。

3. 患者男性，59岁，血清天门冬氨酸氨基转移酶（AST）120U/L。分析其临床意义。

【参考答案】
①肝脏疾病：急性病毒性肝炎、慢性病毒性肝炎，肝内、外胆汁淤积，酒精性肝病，药物性肝炎，脂肪肝，肝癌等。②心肌梗死。③其他疾病：骨骼肌疾病、肺梗死、肾梗死等。

4. 患者女性，20 岁，HBsAg、HBeAg 及抗 – HBc 阳性。分析其临床意义。

【参考答案】
"大三阳",提示 HBV 正在大量复制,有较强的传染性。